結節性硬化症に伴う 腎血管筋脂肪腫 診療ガイドライン

2023年版

日本泌尿器科学会 編
日本結節性硬化症学会 協力

Tuberous Sclerosis Complex-associated
Renal Angiomyolipoma

メディカルレビュー社

2023年版　序

　結節性硬化症は，多くの臓器に形成異常や腫瘍が発生する常染色体優性の遺伝性疾患である。腎臓では，血管筋脂肪腫を好発することがよく知られている。この腎血管筋脂肪腫自体は脂肪腫，筋腫，血管腫から構成される良性腫瘍であるが，両側性に発生し，巨大化することで治療に苦慮することが多いとされる。また，腫瘍内に動脈瘤が発生し，それが破裂することで腫瘍内出血，肉眼的血尿などが起こり，生命の危機を来す可能性も指摘されている。治療として，これまでは経動脈的塞栓術や手術療法などが実施されてきたが，同側腎への再発や対側腎への腫瘍発生の問題で治療に難渋することが多くみられた。しかし，結節性硬化症に伴う腎血管筋脂肪腫の発症に関わる mTOR シグナルを遮断するエベロリムスがこれら腫瘍に有効であることが臨床研究（EXIST-2 試験）で証明され，多くの患者さんに使われるようになってきた。このような状況で，結節性硬化症に伴う腎血管筋脂肪腫の診断，治療法に関する診療ガイドラインが，2016 年に野々村祝夫　作成委員長のもと日本泌尿器科学会と日本結節性硬化症学会が共同して作成された。このガイドラインは，稀少疾患である結節性硬化症に伴う腎血管筋脂肪腫の診療における必携の書として広く使用され，高い評価を受けてきた。

　しかし，初版発刊後 6 年を経て，結節性硬化症に伴う腎血管筋脂肪腫に関しても新たなエビデンスも加わっている。また，これまでに実施されてきた経動脈的塞栓術や手術療法に加え，エベロリムスを用いた全身治療をどのように使い分けるか，これら治療に伴う有害事象や合併症にどう対応すべきかなど，新たな臨床的課題も問題になってきている。それらの点を考慮して，今回，結節性硬化症に伴う腎血管筋脂肪腫に対する診療ガイドラインの改訂が行われた。本ガイドラインが結節性硬化症治療に取り組む医療関係者また疾患に苦しむ患者さんやご家族の方々のために役立てていただけることを切に願っている。

　最後に日本泌尿器科学会，日本結節性硬化症学会から選ばれ，この改訂にご尽力いただいた各先生方に心から感謝申し上げる。

2022年11月

結節性硬化症に伴う腎血管筋脂肪腫診療ガイドライン
作成委員長
篠原　信雄

2016年版　序

　　結節性硬化症は多臓器に形成異常や腫瘍を発生する常染色体優性の遺伝性疾患である。腎には多くの場合，血管筋脂肪腫を生じる。泌尿器科領域ではしばしば巨大化した腫瘍に遭遇するが，治療法としては，出血に対する経動脈的な塞栓術や手術療法が選択されてきた。しかし，3年前にエベロリムスというmTOR阻害剤が上市され，その治療体系は大きく変わりつつある。EXIST-2試験の長期フォローデータも報告され，その有効性はほぼ確立したと言えるが，副作用対策，長期にわたる使用における中止や再開のタイミングに関してはまだまだ不明な点が多く，使用に当たっての疑問は尽きない。

　　現在，結節性硬化症の腎血管筋脂肪腫に対するガイドラインは2008年に日本皮膚科学会雑誌に掲載されたものしかないのが現状である。本ガイドラインはこういった状況下で，日本結節性硬化症学会の理事長である樋野興夫先生から，結節性硬化症で苦しんでいる患者様あるいはその家族のために，エベロリムスによる薬物治療を含めた診療ガイドラインを是非作成してほしいと依頼を受けたことが契機として作成に取り掛かったものである。作成に当たっては，日本泌尿器科学会と日本結節性硬化症学会が共同で作業を行うこととなった。

　　エベロリムスの使用に関しても我が国では3年を経たばかりで長期投与の成績や副作用に関する報告も充分とは言えない。また，今回本ガイドラインの作成に当たっても，evidence levelの高い報告は少なく，診療ガイドラインとしてはまだまだ未熟であると言えるが，結節性硬化症の治療に取り組む医療関係者，また疾患に苦しむ患者さんやその家族の方々のために少しでも役立てて頂けることを切に願っている。

　　なお，本ガイドライン作成の作成期間中に「Mindsの診療ガイドライン作成の手引き」が改訂されたが，本ガイドラインでは2007年版に準じてevidence levelを付けていることをお断りしておく。

2016年7月

結節性硬化症に伴う腎血管筋脂肪腫診療ガイドライン
作成委員長

野々村　祝夫

結節性硬化症に伴う腎血管筋脂肪腫診療ガイドライン2023年版 作成委員

作成委員長

篠原 信雄 （北海道大学大学院医学研究院腎泌尿器外科学教室 教授）

保険委員長

藤井 靖久 （東京医科歯科大学大学院医歯学総合研究科腎泌尿器外科学 教授）

作成委員 (五十音順)

大澤 崇宏 （北海道大学大学院医学研究院腎泌尿器外科学教室 講師）

大家 基嗣 （慶應義塾大学医学部泌尿器科学教室 教授）

岡西　徹 （鳥取大学医学部脳神経医科学講座脳神経小児科学分野 准教授）

河野 春奈 （順天堂大学医学部泌尿器科学講座 准教授）

桑鶴 良平 （順天堂大学医学部放射線診断学講座 教授）

冨田 善彦 （新潟大学大学院腎泌尿器病態学・分子腫瘍学分野 教授）

新井田 要 （金沢医科大学病院ゲノム医療センター 教授・センター長）

野々村 祝夫 （大阪大学大学院医学系研究科器官制御外科学講座泌尿器科学 教授）

波多野 孝史 （聖隷横浜病院泌尿器科 部長）

水口　雅 （心身障害児総合医療療育センターむらさき愛育園 園長）

事務局

大澤 崇宏 （北海道大学大学院医学研究院腎泌尿器外科学教室 講師）

目次
CONTENTS

1　結節性硬化症に伴う腎血管筋脂肪腫　総論

2　Background Questions　BQ

▶ 作成者

　本ガイドラインは，日本泌尿器科学会が編集し，日本結節性硬化症学会の協力を得て，篠原信雄（北海道大学大学院医学研究院腎泌尿器外科学教室 教授）を作成委員長として，両学会あるいは本疾患の診療に詳しい委員が選出され作成にあたった。

▶ 作成方法

　本ガイドラインは，Minds「診療ガイドライン作成マニュアル2020 ver.3.0」に可能な限り準拠して作成した。委員より4つの総論，4つのバックグラウンドクエスチョン（BQ），3つのクリニカルクエスチョン（CQ），3つのフューチャークエスチョン（FQ）が設定された。3つのCQについては，エビデンス収集を行い文献レヴューによるサマリーを作成した。文献検索期間は1965年1月1日から2021年3月までとし，PubMedで検索を行った。CQ1～CQ3について，下記に文献レヴューの過程を示す。

CQ1, CQ2

　PubMedにより検索された63論文のうち，2次スクリーニング後，4論文（いずれも観察研究論文）が委員によりレヴューされた。

[PubMed検索式]　（"renal angiomyolipoma"[All Fields] OR "kidney angiomyolipoma"[All Fields]）AND "tuberous Sclerosis"[MeSH Terms] AND（"Primary Prevention"[MeSH Terms] OR "hemorrhage"[MeSH Terms] OR "embolization, therapeutic"[MeSH Terms]）

CQ3

　PubMedにより検索された45論文のうち 2次スクリーニング後，16論文（介入研究6，観察研究10）が委員によりレヴューされた。

[PubMed検索式]　（"renal angiomyolipoma"[All Fields] OR "kidney angiomyolipoma"[All Fields]）AND "tuberous Sclerosis"[MeSH Terms] AND "everolimus"[All Fields]

　文献レヴューの結果に基づき，作成委員がCQに対するアウトカム全般に関する全体的な推奨の方向および推奨の強さ，エビデンスの確実性を判定し（表1），推奨文を作成した。委員が作成した推奨文をもとに，投票により合意を確認した。本ガイドラインの公開にあたっては，日本泌尿器科学会のガイドライン委員会より推薦された外部委員による評価を受けた。また，日本泌尿器科学会ホームページを通じて医療関係者・患者・市民からの意見公募が行われた。これら「外部評価」によって寄せられた意見をもとに最終校は作成され，日本泌尿器科学会の承認と日本結節性硬化症学会の協力を経て発刊に至った。

表1　推奨の方向性，推奨の強さ，エビデンスの確実性

推奨の方向	行うことを推奨
	行わないことを推奨
推奨の強さ	強い推奨
	弱い推奨
エビデンスの確実性	A（強）
	B（中）
	C（弱）
	D（非常に弱い）

▶ 利益相反

　本ガイドラインは，社会貢献を目的として作成されたものである。本ガイドラインの作成にかかわる委員すべての利益相反（COI）に関する自己申告書は日本泌尿器科学会利益相反委員会において慎重に審議され，重大な支障となる利益相反問題はないと判断された。また各委員のCOIは日本泌尿器科学会でマネジメントされ，日本泌尿器科学会の公式ウェブサイトで公開されている。特定の団体や製品・技術との利害関係による影響を可及的に排除するために，CQの内容により潜在的利益相反のある委員はそのCQ決定の投票に参加しないなどの措置を講じた。本ガイドラインの作成にあたっては，いかなる企業などからの支援も受けていない。

▶ 公開について

　本ガイドラインは，診療医はもとより，患者様にも広く利用していただくことを目的として，出版物として公表したうえで，日本泌尿器科学会の公式ウェブサイト（会員専用）にて公開する。

結節性硬化症に伴う腎血管筋脂肪腫診療ガイドライン2023年版 作成者一覧

担当項目	氏名	所属
結節性硬化症に伴う腎血管筋脂肪腫　総論		
1　結節性硬化症の疫学，病態	水口　雅	心身障害児総合医療療育センターむらさき愛育園 園長
2　結節性硬化症に伴う腎病変の病理所見や頻度，その後の経過	藤井 靖久	東京医科歯科大学大学院医歯学総合研究科 腎泌尿器外科学 教授
	田中　一*	東京医科歯科大学大学院医歯学総合研究科 腎泌尿器外科学 講師
3　結節性硬化症に伴う腎血管筋脂肪腫の診断に有用な症状	篠原 信雄	北海道大学大学院医学研究院腎泌尿器外科学教室 教授
4　結節性硬化症に伴う腎血管筋脂肪腫の画像診断	桑鶴 良平	順天堂大学医学部放射線診断学講座 教授
	加藤 仁美*	順天堂大学医学部放射線診断学講座 助教
Background Questions　BQ		
BQ1	新井田 要	金沢医科大学病院ゲノム医療センター 教授・センター長
BQ2	野々村 祝夫	大阪大学大学院医学系研究科器官制御外科学講座 泌尿器科学 教授
	加藤 大悟*	大阪大学大学院医学系研究科器官制御外科学講座 泌尿器科学 助教
	山本 致之*	大阪大学大学院医学系研究科器官制御外科学講座 泌尿器科学 助教
BQ3	大家 基嗣	慶應義塾大学医学部泌尿器科学教室 教授
	水野 隆一*	慶應義塾大学医学部泌尿器科学教室 准教授
	岩佐　俊*	慶應義塾大学医学部泌尿器科学教室 助教
BQ4	冨田 善彦	新潟大学大学院腎泌尿器病態学・分子腫瘍学分野 教授
	山名 一寿*	新潟大学大学院腎泌尿器病態学・分子腫瘍学分野 講師
Clinical Questions　CQ		
CQ1	桑鶴 良平	順天堂大学医学部放射線診断学講座 教授
	加藤 仁美*	順天堂大学医学部放射線診断学講座 助教
CQ2	桑鶴 良平	順天堂大学医学部放射線診断学講座 教授
	加藤 仁美*	順天堂大学医学部放射線診断学講座 助教
CQ3	河野 春奈	順天堂大学医学部泌尿器科学講座 准教授
	小笠 大起*	順天堂大学医学部泌尿器科学講座
Future Questions　FQ		
FQ1	篠原 信雄	北海道大学大学院医学研究院腎泌尿器外科学教室 教授
	大澤 崇宏	北海道大学大学院医学研究院腎泌尿器外科学教室 講師
FQ2	波多野 孝史	聖隷横浜病院泌尿器科 部長
FQ3	岡西　徹	鳥取大学医学部脳神経医科学講座脳神経小児科学分野 准教授

＊ 作成協力者

1

結節性硬化症に伴う
腎血管筋脂肪腫
総論

1 結節性硬化症の疫学，病態

1 概念と疫学

　結節性硬化症は皮膚，脳，腎臓，心臓など多くの臓器に形成異常と腫瘍発生を来す遺伝性の神経皮膚症候群である。腎臓における形成異常は腎嚢胞（renal cysts），腫瘍は血管筋脂肪腫（angiomyolipoma；AML）と腎細胞癌（renal cell carcinoma）である。多くの臓器では形成異常と腫瘍，すなわち形態学的病変が問題となるが，脳ではてんかん，知的障害，自閉症など機能障害が主たる問題となりやすい。

　結節性硬化症の遺伝形式は常染色体顕性（優性）遺伝で，浸透率は90％以上と高い。患者の3分の1は家族歴を有するが，残る3分の2は孤発例で，新たに生じた突然変異に起因する[1,2]。

　結節性硬化症の診断は，遺伝学的診断基準と臨床的診断基準のいずれかを満たした場合になされる（表1）[3,4]。本邦の現状では後者，すなわち患者の臨床症状に基づいた診断が多い。前者，すなわち遺伝子検査による診断は家系例の診断などに用いられている。

　結節性硬化症の症状は患者により多様で，年齢とともに変化する。このため新たに診断される年齢は，胎児期から成人期までさまざまである。診断に用いられる基準や検査は，地域や時代により変わる。したがって，罹病率より有病率が調査されることが多い。本邦・世界の諸地域における臨床診断に基づいた疫学研究の結果，結節性硬化症の有病率については地域差・人種差が比較的少なく，1万〜3万人あたり1人と推計されている[5-20]。ただし，結節性硬化症の症状は患者により変異に富み，遺伝的には結節性硬化症であっても軽症のため病院を受診しない，あるいは受診しても病変が揃っていないか見逃されるために結節性硬化症と診断されない患者が相当数存在すると推測される。そのような患者まで含めれば，実際の有病率は6千人あたり1人まで上がるのではないかと推測されている。

2 病因と病態

　結節性硬化症の病因は2種の癌抑制遺伝子 *TSC1*（染色体9q34）と *TSC2*（染色体16p13.3）のいずれかに生じた機能喪失変異であり，遺伝子解析をすると患者の80％（本邦では60％）にいずれかの遺伝子変異が見いだされる[21-24]。

　結節性硬化症の患者の多くでは，*TSC1* 遺伝子と *TSC2* 遺伝子のいずれか片方のアレルにファーストヒットとなる生殖細胞変異（germline mutation）がある。この場合，全身の細胞がハプロ不全（haploinsufficiency）であり，全身の臓器に結節性硬化症の病変・症状が出現しうる。しかし一部の患者では，ファーストヒットは体細胞分裂の過程で生じ，当該のクローンはヘテロ接合，それ以外の細胞は正常というモザイク（mosaic）を形成する。モザイ

表 1 結節性硬化症の診断基準

（1） 遺伝学的診断基準

　TSC1 または TSC2 遺伝子の病因となる変異が正常組織からの DNA で同定されれば，結節性硬化症の確定診断に十分である。病因となる変異は，TSC1 または TSC2 タンパクの機能を不活化したり（例えば，out-of-frame 挿入・欠失変異やナンセンス変異），タンパク産生を妨げる（例えば，大きなゲノム欠失）ことが明らかな変異，あるいはタンパク機能に及ぼす影響が機能解析により確立しているミスセンス変異と定義される。それ以外の TSC1 または TSC2 遺伝子の変化で機能への影響がさほど確実でないものは，上記の基準を満たさず，結節性硬化症と確定診断するには不十分である。結節性硬化症患者の 10 ～ 25 ％では一般的な遺伝子検査で変異が同定されず，正常な検査結果が結節性硬化症を否定するわけではなく，結節性硬化症の診断に臨床的診断基準を用いることに何ら影響を及ぼさないことに留意すべきである。

（2） 臨床的診断基準

確定診断（definite diagnosis）：大症状 2 つ，または大症状 1 つと小症状 2 つ以上。
疑い診断（probable diagnosis）：大症状 1 つ，または小症状 2 つ以上。

A．大症状
　① 白斑（脱色素斑）（長径 5 mm 以上の白斑 3 つ以上）
　② 顔面血管線維腫（3 つ以上）または前額線維性局面
　③ 爪線維腫（2 つ以上）
　④ シャグリンパッチ（粒起革様皮）
　⑤ 多発性網膜過誤腫
　⑥ 多発性皮質結節または大脳白質放射状神経細胞移動線
　⑦ 上衣下結節（2 つ以上）
　⑧ 上衣下巨細胞性星細胞腫
　⑨ 心横紋筋腫
　⑩ リンパ脈管筋腫症*
　⑪ 血管筋脂肪腫（2 つ以上）*

B．小症状
　① 金平糖様白斑
　② 歯エナメル小窩（3 つ以上）
　③ 口腔内線維腫（2 つ以上）
　④ 網膜無色素斑
　⑤ 多発性腎嚢胞
　⑥ 腎以外の過誤腫
　⑦ 骨硬化性病変

＊：リンパ脈管筋腫症と血管筋脂肪腫は大症状であるが，この 2 つの組み合わせのみでは大症状 1 つと数えられ，他の症状がない場合は確定診断の基準を満たさない。

ク患者では，病変・症状はヘテロ接合細胞のある臓器においてのみ出現しうる。親となる患者の生殖腺を巻き込んでいる場合には，子に 50 ％に近い確率で結節性硬化症が遺伝する。この場合，親はほとんど無症状か一部の症状だけ（例えば，母は腎血管筋脂肪腫［renal angiomyolipoma；renal AML］が唯一の症状），子は全身の罹患で多彩な症状といった家系になる[25,26]。

　体細胞分裂の過程で，セカンドヒットとしてヘテロ接合性喪失（loss of heterozygosity）などの第二の変異が生じると，TSC1 遺伝子ないし TSC2 遺伝子の機能がゼロ（null）になる。結節性硬化症に伴う腫瘍は，この過程を経て Knudson の 2 ヒット仮説に従い発生する[27,28]。

renal AMLにおいてもヘテロ接合性喪失が高率に観察される[29-31]。なお，renal AMLの腫瘍細胞の起源については諸説があるが，肺リンパ脈管筋腫症 (lymphangioleiomyomatosis) など結節性硬化症に合併する他の腫瘍と同様に，神経堤 (neural crest) 由来とする説が有力である[32]。

　*TSC1*遺伝子産物はハマルチン (hamartin)，*TSC2*遺伝子産物はチュベリン (tuberin) という腫瘍抑制因子 (tumor suppressor) である。両者は結合して複合体を形成し，mammalian target of rapamycin (mTOR) 系の中流部に位置し，やや下流にあるmTOR複合体1 (mTOR complex 1) を抑制することにより，mTOR系下流部の活性を負 (negative) に制御する。mTOR系は上流部で成長因子，細胞のエネルギー (ATP) レベル，利用可能な酸素・栄養 (アミノ酸ほか) のレベルなど種々のシグナルを検知し，中流部のハマルチン・チュベリン複合体でこれらの情報を集約する。下流部ではタンパクの翻訳，脂肪・核酸の合成，細胞の増殖・成長や分化・移動，血管新生を促進し，オートファジーとアポトーシスを抑制するなど，多彩な細胞機能を調節する。結節性硬化症ではハマルチン・チュベリン複合体の機能低下によりmTOR系下流部が過剰に活性化されるため，腎血管筋脂肪腫のような腫瘍が発生しやすくなる。腫瘍の治療においては，mTOR複合体1を抑制する薬物であるラパマイシン (シロリムス) やその誘導体 (エベロリムスほか) を用いた分子標的療法が有効であり，2010年代から広く臨床応用されている。これらmTOR阻害薬には腫瘍の成長を抑制する効果があるが，腫瘍細胞を死滅させる効果はない。すなわち治療により腫瘍は縮小するものの消滅はせず，治療を中止すると腫瘍は再び増大することが多い。このため長い年月にわたり薬物治療を続けざるを得なくなり，副作用や社会的・経済的負担など問題が大きい。腫瘍細胞を死滅させる効果を持つ薬物療法など，よりよい治療のオプション開発を目指した研究が，2010年代半ばから活発に続けられている[33]。

参考文献

1) Osborne JP, Fryer A, Webb D. Epidemiology of tuberous sclerosis. Ann N Y Acad Sci. 1991; 615: 125-127.

2) Sampson JR, Scahill SJ, Stephenson JB, Mann L, Connor JM. Genetic aspects of tuberous sclerosis in the west of Scotland. J Med Genet. 1989; 26: 28-31.

3) Northrup H, Krueger DA; International Tuberous Sclerosis Complex Consensus Group. Tuberous sclerosis complex diagnostic criteria update: Recommendations of the 2012 International Tuberous Sclerosis Complex Consensus Conference. Pediatr Neurol. 2013; 49: 243-254.

4) Northrup H, Aronow ME, Bebin EM, et al. Updated international tuberous sclerosis complex diagnostic criteria and surveillance and management recommendations. Pediatr Neurol. 2021; 123: 50-66.

5) Fisher OD, Stevenson AC. Frequency of epiloia in Northern Ireland. Br J Prev Soc Med. 1956; 10: 134-135.

6) Ohno K, Takeshita K, Arima M. Frequency of tuberous sclerosis in San-in district (Japan) and birth weight of patients with tuberous sclerosis. Brain Dev. 1981; 3: 57-64.

7) Hunt A, Lindenbaum RH. Tuberous sclerosis: a new estimate of prevalence within the Oxford region. J Med Genet. 1984; 21: 272-277.

8) Wiederholt WC, Gomez MR, Kurland LT. Incidence and prevalence of tuberous sclerosis in Rochester, Minnesota, 1950 through 1982. Neurology. 1985; 35: 600-603.

1

9） Umapathy D, Johnston AW. Tuberous sclerosis: prevalence in the Grampian region of Scotland. J Ment Defic Res. 1989; 33: 349-355.

10） Shepherd CW, Beard CM, Gomez MR, Kurland LT, Whisnant JP. Tuberous sclerosis complex in Olmsted County, Minnesota, 1950-1989. Arch Neurol. 1991; 48: 400-401.

11） Ahlsén G, Gillberg IC, Lindblom R, Gillberg C. Tuberous sclerosis in Western Sweden. A population study of cases with early childhood onset. Arch Neurol. 1994; 51: 76-81.

12） Webb DW, Fryer AE, Osborne JP. Morbidity associated with tuberous sclerosis: a population study. Dev Med Child Neurol. 1996; 38: 146-155.

13） O'Callaghan FJ, Shiell AW, Osborne JP, Martyn CN. Prevalence of tuberous sclerosis estimated by capture-recapture analysis. Lancet. 1998; 351: 1490.

14） Devlin LA, Shepherd CH, Crawford H, Morrison PJ. Tuberous sclerosis complex: clinical features, diagnosis, and prevalence within Northern Ireland. Dev Med Child Neurol. 2006; 48: 495-499.

15） Hong CH, Darling TN, Lee CH. Prevalence of tuberous sclerosis complex in Taiwan: a national population-based study. Neuroepidemiology. 2009; 33: 335-341.

16） Coi A, Santoro M, Pierini A, Marrucci S, Pieroni F, Bianchi F. Prevalence Estimates of rare congenital anomalies by integrating two population-based registries in Tuscany, Italy. Public Health Genomics. 2017; 20: 229-234.

17） Welin KO, Carlqvist P, Svensson A, Althin R, Eklund E, Rask O. Epilepsy in tuberous sclerosis patients in Sweden - Healthcare utilization, treatment, morbidity, and mortality using national register data. Seizure 2017; 53: 4-9.

18） Ebrahimi-Fakhari D, Mann LL, Poryo M, et al. Incidence of tuberous sclerosis and age at first diagnosis: new data and emerging trends from a national, prospective surveillance study. Orphanet J Rare Dis. 2018; 13: 117.

19） Chu WC, Chiang LL, Chan DC, Wong WH, Chan GC. Prevalence, mortality and healthcare economic burden of tuberous sclerosis in Hong Kong: a population-based retrospective cohort study（1995-2018）. Orphanet J Rare Dis 2020;15: 264.

20） Strzelczyk A, Rosenow F, Zöllner JP, et al. Epidemiology, healthcare resource use, and mortality in patients with tuberous sclerosis complex: A population-based study on German health insurance data. Seizure 2021; 91: 287-295.

21） Hung CC, Su YN, Chien SC, et al. Molecular and clinical analyses of 84 patients with tuberous sclerosis complex. BMC Med Genet. 2006; 7: 72.

22） Zhang H, Nanba E, Yamamoto T, et al. Mutational analysis of TSC1 and TSC2 genes in Japanese patients with tuberous sclerosis complex. J Hum Genet. 1999; 44: 391-396.

23） Yamashita Y, Ono J, Okada S, et al. Analysis of all exons of TSC1 and TSC2 genes for germline mutations in Japanese patients with tuberous sclerosis: report of 10 mutations. Am J Med Genet. 2000; 90: 123-126.

24） Niida Y, Wakisaka A, Tsuji T, et al. Mutational analysis of TSC1 and TSC2 in Japanese patients with tuberous sclerosis complex revealed higher incidence of TSC1 patients than previously reported. J Hum Genet. 2013; 58: 216-225.

25） Tyburczy ME, Dies KA, Glass J, et al. Mosaic and intronic mutations in TSC1/TSC2 explain the majority of TSC patients with no mutation identified by conventional testing. PLoS Genet. 2015; 11: e1005637.

26） Giannikou K, Lasseter KD, Grevelink JM, et al. Low-level mosaicism in tuberous sclerosis complex: prevalence, clinical features, and risk of disease transmission. Genet Med. 2019; 21: 2639-2643.

27） Green AJ, Smith M, Yates JR. Loss of heterozygosity on chromosome 16p13.3 in hamartomas from tuberous sclerosis patients. Nat Genet. 1994; 6: 193-196.

28） Sepp T, Yates JR, Green AJ. Loss of heterozygosity in tuberous sclerosis hamartomas. J Med Genet. 1996; 33: 962-964.

結節性硬化症に伴う腎血管筋脂肪腫 総論

29) Henske EP, Neumann HP, Scheithauer BW, Herbst EW, Short MP, Kwiatkowski DJ. Loss of heterozygosity in the tuberous sclerosis (TSC2) region of chromosome band 16p13 occurs in sporadic as well as TSC-associated renal angiomyolipomas. Genes Chromosomes Cancer 1995; 13: 295-298.

30) Henske EP, Scheithauer BW, Short MP, et al. Allelic loss is frequent in tuberous sclerosis kidney lesions but rare in brain lesions. Am J Hum Genet. 1996; 59: 400-406.

31) Niida Y, Stemmer-Rachamimov AO, Logrip M, et al. Survey of somatic mutations in tuberous sclerosis complex (TSC) hamartomas suggests different genetic mechanisms for pathogenesis of TSC lesions. Am J Hum Genet. 2001; 69: 493-503.

32) Delaney SP, Julian LM, Stanford WL. The neural crest lineage as a driver of disease heterogeneity in tuberous sclerosis complex and lymphangioleiomyomatosis. Front Cell Dev Biol. 2014; 2: 69.

33) Lam HC, Siroky BJ, Henske EP. Renal disease in tuberous sclerosis complex: pathogenesis and therapy. Nat Rev Nephrol. 2018; 14: 704-716.

2 結節性硬化症に伴う腎病変の病理所見や頻度，その後の経過

解　説

1 結節性硬化症に伴う腎病変の頻度

　年齢など対象患者の背景によっても異なるが，諸家からの報告では，結節性硬化症患者の60〜80％が腎病変を有するとされる[1-4]。代表的な腎病変として，腎血管筋脂肪腫（renal angiomyolipoma；renal AML）は50〜85％，腎囊胞は20〜50％，腎細胞癌（renal cell carcinoma）は2〜4％に認められる[1-4]。

　Cookら（英国）の報告では，結節性硬化症患者（1〜66歳，平均19歳）139例中85例（61％）に腎病変が認められ，68例（49％）がrenal AML，45例（32％）が腎囊胞，3例（2.2％）が腎細胞癌を有していた[1]。renal AMLの頻度は，5歳以下で8％，5〜10歳で36％，10〜20歳で47％，20〜30歳で62％，30歳以上で74％であり，加齢に伴い増加した。一方，腎囊胞は20〜50％の患者に認められ，その頻度は年齢と有意に相関しなかった。

　Rakowskiら（米国）によると，結節性硬化症患者（0〜59歳，平均15.7歳）167例中96例（58％）に腎病変が認められ，82例（49％）がrenal AML，43例（26％）が腎囊胞，4例（2.4％）が腎細胞癌を有していた[2]。renal AML，腎囊胞ともに，TSC1遺伝子よりもTSC2遺伝子の変異を有する患者において，より頻度が高く，多発する傾向があった。また，renal AMLの頻度は男性よりも女性で有意に高かった。

　Wataya-Kanedaら（日本）の報告では，166例（0〜78歳，平均26.6歳）の結節性硬化症患者のうち，腹部画像検査（CT，MRI，あるいはエコー）が施行された153例中109例（71％）で腎病変が認められ，92例（61％）がrenal AML，43例（28％）が腎囊胞，4例（2.6％）が腎細胞癌を有していた[3]。renal AMLの頻度は，9歳以下で12％であるのに対して，10〜19歳では65％であり，10歳代で急速に増加することが示唆された。直径4cm以上のrenal AMLは，9歳以下では認められない一方，その頻度は10〜19歳で24％，20〜29歳で50％であった。腎囊胞の頻度は，年齢による明らかな変化を示さず，20〜30％であった。

　Ewaltら（米国）による結節性硬化症患者（1〜18歳）60例をフォローした結果では，平均6.9歳の初回評価時に33例（55％）で腎病変を認め，これらが平均10.5歳のフォロー時には48例（80％）となった。その頻度は，renal AMLが75％，腎囊胞が17％であった[4]。

2 結節性硬化症に伴う腎病変の病理所見と経過

　renal AMLは血管・平滑筋・脂肪組織より構成される腫瘍で，血管周囲類上皮細胞（perivascular epithelioid cell）に由来する腫瘍（PEComa）に分類される[5]。renal AMLは原則として良性だが，この亜型である類上皮型腎血管筋脂肪腫（epithelioid AML）は，局所再発や遠隔転移といった悪性の経過を呈することがある[6-8]。Heらの報告では，切除が施行さ

れたrenal AML437例中20例（4.6％）がepithelioid AML（epithelioidな成分を80％以上占有するものと定義）であり，うち9例が局所進行癌と診断され，1例に術後遠隔転移を認めた[8]。Aydinらは，切除が施行されたrenal AML194例中15例（7.7％）にepithelioidな成分を認め，この頻度が結節性硬化症患者では16例中4例（25％）と高いことを報告した[9]。ただし，本コホートでは転移あるいは再発を来した症例はなかった。

　結節性硬化症に伴うrenal AMLは孤発性のrenal AMLと比較し，両側腎に多発し，腫瘍径が大きく，かつ増大速度が速いことが報告されている[1-3,10,11]。Bhattらは，結節性硬化症患者17例を含むrenal AML447例の自然史を解析し，孤発例の多くは腫瘍径4cm以上であっても増大速度は緩徐あるいは不変であること，一方，全体の9％の症例では比較的速い増大傾向（0.25cm/年以上）を認め，結節性硬化症患者ではこれに該当する症例の頻度が高かったことを報告した[11]。観察期間中央値43カ月にて，治療介入を要したrenal AMLは，孤発例では430例中19例（4.4％）であるのに対し，結節性硬化症患者では17例中6例（35％）であった。

　結節性硬化症患者における腎細胞癌は，孤発例と比較し，より若年（20～30歳代）で発症するとされる[1,12,13]。また，孤発性の腎細胞癌と異なり，女性に多く発症することが示されている[14,15]。結節性硬化症に関連した腎細胞癌の頻度は他の腎病変と比較すると低く，従来はその多くが淡明細胞型腎細胞癌と診断され，その他，乳頭状腎細胞癌，嫌色素性腎細胞癌等の報告が散見されていた[14]。しかしながら近年，結節性硬化症に関連した腎細胞癌をその形態学的特徴から3つの特定のサブタイプに分類する試みが2つのグループから報告され，疾患の理解が進んでいる[14,15]。両者の各群には互いに共通点があり，これらを参照すると，結節性硬化症に関連した腎細胞癌は，①RCC with clear cytoplasm, papillary architecture, and prominent smooth muscle stroma，②RCC with granular eosinophilic cytoplasm and macrocystic architecture，③RCC resembling the eosinophilic variant of chromophobe RCCに分類可能と考えられる[16]。さらに，これらの結節性硬化症に関連した腎細胞癌に対応した孤発性腎細胞癌の分類として，TSC/mTOR経路の変異に着目した新たなサブタイプを提唱する試みもなされている[17]。

参考文献

1 ） Cook JA, Oliver K, Mueller RF, Sampson J. A cross sectional study of renal involvement in tuberous sclerosis. J Med Genet. 1996; 33: 480-484.

2 ） Rakowski SK, Winterkorn EB, Paul E, Steele DJR, Halpern EF, Thiele EA. Renal manifestations of tuberous sclerosis complex: Incidence, prognosis, and predictive factors. Kidney Int. 2006; 70: 1777-1782.

3 ） Wataya-Kaneda M, Tanaka M, Hamasaki T, Katayama I. Trends in the prevalence of tuberous sclerosis complex manifestations: an epidemiological study of 166 Japanese patients. PLoS One. 2013; 8: e63910.

4 ） Ewalt DH, Sheffield E, Sparagana SP, Delgado MR, Roach ES. Renal lesion growth in children with tuberous sclerosis complex. J Urol. 1998; 160: 141-145.

5 ） Hornick JL, Pan C-C. PEComa. In: WHO classification of tumours of soft tissue and bone, 4th, Fletcher CDM, Bridge JA, Hogendoorn PCW, Mertens F（Eds），IARC, Lyon 2013. p.230.

6 ） Brimo F, Robinson B, Guo C, Zhou M, Latour M, Epstein JI. Renal epithelioid angiomyolipoma with atypia: a series of 40 cases with emphasis on clinicopathologic prognostic indicators of

malignancy. Am J Surg Pathol. 2010; 34: 715-722.

7) Nese N, Martignoni G, Fletcher CD, et al. Pure epithelioid PEComas (so-called epithelioid angiomyolipoma) of the kidney: A clinicopathologic study of 41 cases: detailed assessment of morphology and risk stratification. Am J Surg Pathol. 2011; 35: 161-176.

8) He W, Cheville JC, Sadow PM, et al. Epithelioid angiomyolipoma of the kidney: pathological features and clinical outcome in a series of consecutively resected tumors. Mod Pathol. 2013; 26: 1355-1364.

9) Aydin H, Magi-Galluzzi C, Lane BR, et al. Renal angiomyolipoma: clinicopathologic study of 194 cases with emphasis on the epithelioid histology and tuberous sclerosis association. Am J Surg Pathol. 2009; 33: 289-297.

10) Seyam RM, Bissada NK, Kattan SA, et al. Changing trends in presentation, diagnosis and management of renal angiomyolipoma: comparison of sporadic and tuberous sclerosis complex-associated forms. Urology. 2008; 72: 1077-1082.

11) Bhatt JR, Richard PO, Kim NS, et al. Natural history of renal angiomyolipoma (AML): Most patients with large AMLs ＞4cm can be offered active surveillance as an Initial management strategy. Eur Urol. 2016; 70: 85-90.

12) Borkowska J, Schwartz RA, Kotulska K, Jozwiak S. Tuberous sclerosis complex: tumors and tumorigenesis. Int J Dermatol. 2011; 50: 13-20.

13) Crino PB, Nathanson KL, Henske EP. The tuberous sclerosis complex. N Engl J Med. 2006; 355: 1345-1356.

14) Yang P, Cornejo KM, Sadow PM, et al. Renal cell carcinoma in tuberous sclerosis complex. Am J Surg Pathol. 2014; 38: 895-909.

15) Guo J, Tretiakova MS, Troxell ML, et al. Tuberous sclerosis-associated renal cell carcinoma: a clinicopathologic study of 57 separate carcinomas in 18 patients. Am J Surg Pathol. 2014; 38: 1457-1467.

16) Argani P, Mehra R. Renal cell carcinoma associated with tuberous sclerosis complex (TSC)/ mammalian target of rapamycin (MTOR) genetic alterations. Mod Pathol. 2022; 35: 296-297.

17) Trpkov K, Williamson SR, Gill AJ, et al. Novel, emerging and provisional renal entities: The Genitourinary Pathology Society (GUPS) update on renal neoplasia. Mod Pathol. 2021; 34: 1167-1184.

結節性硬化症に伴う腎血管筋脂肪腫　総論

3 結節性硬化症に伴う腎血管筋脂肪腫の診断に有用な症状

解説

　腎血管筋脂肪腫（renal angiomyolipoma；renal AML）は，結節性硬化症患者の多くに発症する良性腎腫瘍である。発症から徐々に腫瘍径が増大するとされるが，初期の小径病変である限り無症状である。実際，Neumann らは50％の症例は無症状で renal AML が発見されると報告している[1]。また，日本人患者12例を用いた研究でも42％の症例は診断時に無症状であった[2]。しかし，腫瘍径の増大とともに側腹部痛，腫瘤触知，肉眼的血尿，血圧上昇などの症状が出現する[3]。renal AML は両側腎に多発する傾向があるが，これまでの報告によれば最大腫瘍径4cm を境にし，それより小さい場合に側腹部痛が認められたのはわずか7％であるのに対し，4cm 以上になると48％の症例でみられたとされている[4]。同様に腹部腫瘤触知，血尿についても，それぞれ6％対47％，12％対27％であった[4]。以上の点から，最大腫瘍径4cm が renal AML において症状の出現に重要なカットオフ値であると考えられている[4,5]。ただ，これらすべての症状は renal AML 特有の症状ではなく，診断・経過観察にあたっては定期的な画像診断（CT，エコー，MRI）が重要と考えられている。

　一方，経過中に時に遭遇する renal AML 内の動脈瘤の破裂にも十分な注意が必要である。尿路に出血した場合は激しい血尿が起こり，後腹膜腔に出血すると後腹膜血腫となり激しい痛みを引き起こす[6]。出血の程度が高度であれば出血性ショックとなり，死に至る可能性も示されている[7,8]。これらを認めた場合は迅速に造影CTを施行し診断を確定させ，緊急手術や緊急動脈塞栓術（transarterial embolization；TAE）を施行する必要がある[8,9]。

　また，Hatano らは妊娠中に renal AML が破裂する可能性を指摘し，注意を喚起している。その原因として，renal AML にはエストロゲン受容体，プロゲステロン受容体の発現があり妊娠経過中に急速に増大することがあること，母体側でも妊娠中に循環血液量が増加し，血圧の上昇が起こること，さらに妊娠子宮により腹腔内圧が上昇し renal AML も高い圧にさらされる可能性があることを指摘している。それらの点を考慮すると，妊娠の可能性がある女性で4cm 以上の renal AML がある場合は，妊娠前に動脈塞栓術をしておくことが勧められるとしている[10]。

参考文献

1) Neumann HP, Schwarzkopf G, Henske EP. Renal angiomyolipomas, cysts, and cancer in tuberous sclerosis complex. Semin Pediatr Neurol. 1998; 5: 269-275.

2) Harabayashi T, Shinohara N, Katano H, Nonomura K, Shimizu T, Koyanagi T. Management of renal angiomyolipomas associated with tuberous sclerosis complex. J Urol. 2004; 171: 102-105.

3) Seibert D, Hong CH, Takeuchi F, et al. Recognition of tuberous sclerosis in adult women: delayed presentation with life-threatening consequences. Ann Intern Med. 2011; 154: 806-813, w-294.

4 ）Oesterling JE, Fishman EK, Goldman SM, Marshall FF. The management of renal angiomyolipoma. J Urol. 1986; 135: 1121-1124.

5 ）Kitano Y, Honna T, Nihei K, et al. Renal angiomyolipoma in Japanese tuberous sclerosis patients. J Pediatr Surg. 2004; 39: 1784-1786.

6 ）Sooriakumaran P, Gibbs P, Coughlin G, et al. Angiomyolipomata: challenges, solutions, and future prospects based on over 100 cases treated. BJU Int. 2010; 105: 101-106.

7 ）Shepherd CW, Gomez MR, Lie JT, Crowson CS. Causes of death in patients with tuberous sclerosis. Mayo Clin Proc. 1991; 66: 792-796.

8 ）Yamakado K, Tanaka N, Nakagawa T, Kobayashi S, Yanagawa M, Takeda K. Renal angiomyolipoma: relationships between tumor size, aneurysm formation, and rupture. Radiology. 2002; 225: 78-82.

9 ）Granata A, Basile A, Figuera M, Mignani R, Fiore E. Spontaneous retroperitoneal hemorrhage due to massive rupture of renal angiomyolipoma treated with nephrectomy: an unusual onset of tuberous sclerosis complex. Clin Nephrol. 2009; 71: 441-444.

10）Hatano T, Egawa S. Renal angiomyolipoma with tuberous sclerosis complex: How it differs from sporadic angiomyolipoma in both management and care. Asian J Surg. 2020; 43: 967-972.

結節性硬化症に伴う腎血管筋脂肪腫　総論

結節性硬化症に伴う 腎血管筋脂肪腫の画像診断

解　説

1 スクリーニングおよび経過観察

　腎血管筋脂肪腫（renal angiomyolipoma；renal AML）はメラニン形成マーカー抗体である HMB-45が陽性である血管周囲類上皮細胞（perivascular epithelioid cell；PEC）由来で，WHO分類でPEComaと総称する。結節性硬化症患者では腎病変の発症，重症化のリスクが高いため，renal AMLを含めた腎病変のスクリーニングと経過観察を下記のごとく行うことが推奨される。

　腹部超音波は，結節性硬化症と診断されたら直ちに行うべきである。側腹部痛や血尿などの腎病変に伴う症状出現，renal AMLの急速な増大，4 cm以上のrenal AMLや径5 mm以上の動脈瘤を有する場合，悪性病変を否定できない病変があるときは，CTやMRIで精査を行う[1, 2]。

　幼小児期では，renal AMLは一般に小さいが，まれに急速に増大することもあり，注意が必要である。特に20歳以降になると結節性硬化症患者ではrenal AML破裂による出血，慢性的な腎組織障害による腎機能障害，腎悪性腫瘍の発症リスクが高くなる。そのため，renal AMLの増大や腎悪性腫瘍の発生，腎機能障害の発症がないことを確認するために長期にわたる経過観察が推奨される。画像での経過観察は，被曝やコスト面を考慮すると通常超音波が好ましいと考えるが，腫瘍の性状の変化や腫瘍内の動脈瘤の変化をみるためにはCT（可能であれば造影ダイナミックCT）あるいはMRIが望ましいと考える。特に複数のrenal AMLが癒合傾向にある場合には，超音波のみでの腫瘍径評価は正確でない場合があるため推奨されない[3-5]。

　無症状で4 cm以下のrenal AMLがある場合は，超音波，CTあるいはMRIで形態評価をする。OesterlingらやYamakadoらは12カ月ごとの画像検査を推奨している[6, 7]。

2 画像診断

　通常型腎血管筋脂肪腫（classic AML），脂肪に乏しい腎血管筋脂肪腫（fat poor AML），類上皮型腎血管筋脂肪腫（epithelioid AML）に分類され，各々の所見について述べる。

（1）通常型腎血管筋脂肪腫（classic AML）
　画像上で同定可能な量の脂肪成分を含む典型的なrenal AMLである。
・超音波
　正常腎実質と比較し，内部均一な高エコーを示す[8, 9]。腎細胞癌も高エコーを示すことがあり，超音波のみでの鑑別は困難であるが，腎細胞癌でみられる腫瘍周囲の無エコー域

（31％），腫瘍内の囊胞（73％）はrenal AMLではほとんどみられない[10]。さらに，renal AMLでは腫瘍後方にacoustic shadowがみられることがあり（21〜33％），この所見は腎細胞癌では通常みられず，鑑別の手掛かりとなる可能性はある[10]。

・CT

正常腎実質と比較し，脂肪成分が−10HU以下の低吸収を示す領域を有する[10-12]。脂肪成分が少ないものに関しては，1.5〜3 mmのthin-section CTでの評価，かつpartial volume effectによる吸収値平均化の影響を受けないように小さなregions of interest（ROI）での評価が望まれる[10]。脂肪成分の少ないrenal AMLの場合，特に4 cm以上のrenal AMLは腫瘍内出血が起こりうる。この場合，血液の吸収値が脂肪をマスクし腎細胞癌と診断を誤る可能性があることを念頭に置く必要がある[10]。本タイプのrenal AMLの診断については，造影CTは必要でないことが多いが，動脈瘤の有無などの内部の性状の把握には造影ダイナミックCTが必須である。

脂肪肉腫も脂肪成分を含むが，腎原発であることはまれである[10]。腫瘍と腎実質の間にbeak signがみられる場合はrenal AMLを疑う。さらに，拡張した栄養血管や動脈瘤，腎周囲の血腫などの所見もrenal AMLを疑う所見であり，脂肪肉腫でみられることはまれである。脂肪成分を含む腎細胞癌の報告もあるが，石灰化も含むことが多く，renal AMLでは石灰化はみられない。脂肪成分を含み，石灰化のない腎細胞癌の報告もあり鑑別として完全に除外できないものの，そのような腎細胞癌はまれである[10]。

・MRI

脂肪成分を反映してT1強調像，T2強調像ともに高信号を呈し，脂肪抑制画像で信号が低下する。脂肪成分が少ないrenal AMLでは，ボクセル内に脂肪成分と液体成分が混在している場合，化学シフトによる信号低下がみられる[10]。

（2）脂肪に乏しい腎血管筋脂肪腫（fat poor AML）

単純CTで，スライス厚1.5〜3 mmのthin-sectionにおいても脂肪が描出されず，腎実質より高吸収あるいは等吸収を示すrenal AMLを"fat poor angiomyolipoma"と定義する[10]。部分切除により摘出された腎腫瘍の2.5〜6.9％程度と報告される[13]が，術前には腎細胞癌が疑われることも多い。1997年に単純CTで腎実質より高吸収で均一な造影効果を示し，病理学的にほとんどが平滑筋成分で脂肪成分はごくわずか，あるいはほとんど含まないrenal AMLに対し，"angiomyolipoma with minimal fat"という用語が提唱された[11]。しかしその後の報告では，thin-section CTではないにもかかわらず（スライス厚5 mm以上），単純CTで脂肪成分が同定されないrenal AMLすべてに対して"angiomyolipoma with minimal fat"が使用されたり，"angiomyolipoma without visible fat on unenhanced CT"，"minimal fat angiomyolipoma"，"lipid-poor angiomyolipoma"などの別の類似用語が使用されるなど，混乱を招く結果となった。その混乱を解消するために，Jinzakiらは"fat poor angiomyolipoma"の用語が望ましいと述べている[10]。

・超音波

正常腎実質と比較し内部均一な等エコーを示すことが多いが，高エコー，低エコーとなる

結節性硬化症に伴う腎血管筋脂肪腫　総論

こともあり，診断に有用ではない[10, 11, 14]。

・CT

平滑筋成分が主体であり，単純CTでCT値が30〜40HUである正常腎実質と比較して45HU以上の内部均一な高吸収を示し，均一な造影効果を示す[10, 11]。まれに，平滑筋や血管成分の中に少量の脂肪成分がびまん性に分布するrenal AMLがあり，画像上脂肪組織ははっきりせず，CT値が−10〜45HU程度で腎実質と等吸収値を示す。

造影後は正常腎実質より弱い均一な造影効果を示し，腎細胞癌の中で最も多い淡明細胞型腎細胞癌と比較し造影効果が遷延する[10, 11, 15]。これに対し，淡明細胞型腎細胞癌は典型的には不均一な強い造影効果を呈し，その後，造影剤が早期にwash outし，低吸収になる[15]。乳頭状腎細胞癌は造影効果が弱く，経時的に増加する均一な造影効果を認める。嫌色素性腎細胞癌では均一な淡い造影効果を示すが，renal AMLと比較し早期でのwash outがみられ，腫瘍内に石灰化を伴う傾向がある。さらに腎細胞癌は膨張性発育を呈し，周囲に偽被膜を伴うことが多いが，renal AMLでは，偽被膜は認めない。

・MRI

CT上，腎実質より高吸収を示すrenal AMLではT1強調像で明らかな高信号域は指摘できず，正常腎実質と低信号〜等信号を示す。T2強調像では正常腎実質より低信号，筋よりわずかに高信号を示す[10, 11]。脂肪抑制画像や化学シフトによる信号低下は通常みられず，造影後はCTと同様に均一に増強される[10, 11]。

CTで腎実質と等吸収となるrenal AMLでは，高吸収を示すrenal AMLより脂肪成分が多いため，MRI脂肪抑制画像で信号が低下するとの報告がある[16, 17]。しかしこのタイプのrenal AMLは腎細胞癌との鑑別が問題となる。いずれも単純CTで腎実質と等吸収を示し，造影ダイナミックCTでは淡明細胞型腎細胞癌と同様に早期濃染およびwash outを示すことがあるが，CT同様に偽被膜の存在の有無が両疾患の鑑別となりうる。

MRIでは乳頭状腎細胞癌もT2強調像で低信号を示すため，注意が必要である。また，脂肪抑制画像で信号低下がみられる点では淡明細胞型腎細胞癌も考えうるが，T2強調像では高信号を呈する。T1強調像，T2強調像に加えて前述した造影ダイナミックMRIが診断に寄与する。SasiwimonphanらはT2強調像で低信号かつ，造影ダイナミックMRIで早期濃染とwash outを示すものはfat poor angiomyolipomaの可能性が高いとしている[16]。

いずれの画像検査にも共通することとして，腎細胞癌との鑑別が問題になる場合，多発あるいは両側性のrenal AMLをみた場合は，多彩な画像所見を呈しても，結節性硬化症による多発renal AMLを第一に考慮する。しかしながら多彩な画像所見を呈している場合，多発renal AMLの一部が悪性化した場合やepithelioid AMLとの鑑別は困難なことがあるため，厳重な経過観察が必要となる。単発病変かつ画像上renal AMLの診断が困難な場合は腎細胞癌を考慮し，生検が必要になることがある[12]。

（3）類上皮型腎血管筋脂肪腫（epithelioid AML）

脂肪細胞を欠く，あるいはごく微量含み，類上皮細胞の増殖で占められるrenal AMLである[10, 18]。renal AMLの約8％とまれな亜型である[19]。classic AMLの約10％に結節性硬化

症がみられるのに対し，epithelioid AMLでは約30～50％に結節性硬化症がみられ，関連性が深い。臨床的には悪性化が問題となり，結節性硬化症の合併，壊死，腫瘍径7 cm以上，腎外進展もしくは静脈腫瘍栓などの所見がある場合は，悪性経過をたどる可能性がある[19]。局所浸潤や遠隔転移がみられる場合もある[10]。

・画像所見

　fat poor AMLに類似し，造影CTでは45HU以上の高吸収，MRIでは類上皮成分の存在によりT2強調像で低信号を示すことが多いが[10]，報告によりさまざまである[19]。上記の画像所見は，豊富な平滑筋成分を反映している可能性もある[18]。CT，MRIで腫瘍内に小さな脂肪成分が同定されることがある[10]。

　CTでの造影パターンはさまざまで非特異的である[18]。均一あるいは不均一な造影効果を示す充実性腫瘍，多房性嚢胞を含む腫瘍として描出されるとの報告もある。造影効果の程度はさまざまである。出血や壊死を合併することも多く，上記のような内部不均一な画像所見を呈する由縁と考えられる[18]。多房性嚢胞を含む腎細胞癌との鑑別が問題となるが，腎細胞癌の場合は多量の出血を伴うことは少なく[18]，出血があるとしても嚢胞内の一部にみられる程度である[20]。

・塞栓術後のrenal AML

　結節性硬化症に伴うAMLに対する塞栓術後に腹部膨満がみられた2症例について，いずれも造影CTで活動性出血はないものの腫瘍内慢性血腫がみられた。血管造影では塞栓した血管とは別の腫瘍血管に仮性動脈瘤がみられ，いずれの症例も2回目の塞栓術を施行した。このため塞栓後の腹部膨満の症状がある際には，活動性出血はない腫瘍内慢性血腫の可能性も考慮する必要がある[21]。

参考文献

1 ）Bradshaw N, Brewer C, FitzPatrick D, et al. Guidelines and care pathways for genetic diseases: the Scottish collaborative project on tuberous sclerosis. Eur J Hum Genet. 1998; 6: 445-458.

2 ）Castagnetti M, Vezzù B, Laverda A, Zampieri S, Rigamonti W. Urological counseling and followup in pediatric tuberous sclerosis complex. J Urol. 2007; 178: 2155-2159.

3 ）Rakowski SK, Winterkorn EB, Paul E, Steele DJ, Halpern EF, Thiele EA. Renal manifestations of tuberous sclerosis complex: Incidence, prognosis, and predictive factors. Kidney Int. 2006; 70: 1777-1782.

4 ）Lendvay TS, Marshall FF. The tuberous sclerosis complex and its highly variable manifestations. J Urol. 2003; 169: 1635-1642.

5 ）Kang SK, Kim D, Chandarana H. Contemporary imaging of the renal mass. Curr Urol Rep. 2011; 12: 11-17.

6 ）Oesterling JE, Fishman EK, Goldman SM, Marshall FF. The management of renal angiomyolipoma. J Urol. 1986; 135: 1121-1124.

7 ）Yamakado K, Tanaka N, Nakagawa T, Kobayashi S, Yanagawa M, Takeda K. Renal angiomyolipoma: relationships between tumor size, aneurysm formation, and rupture. Radiology. 2002; 225: 78-82.

8 ）Päivänsalo M, Lähde S, Hyvärinen S, Kallioinen M, Jalovaara P. Renal angiomyolipoma. Ultrasonographic, CT, angiographic, and histologic correlation. Acta Radiol. 1991; 32: 239-243.

9 ）Bosniak MA. Angiomyolipoma（hamartoma）of the kidney: a preoperative diagnosis is possible in virtually every case. Urol Radiol. 1981; 3: 135-142.

10）Jinzaki M, Silverman SG, Akita H, et al. Renal angiomyolipoma: a radiological classification and

結節性硬化症に伴う腎血管筋脂肪腫　総論

update on recent developments in diagnosis and management. Abdom Imaging. 2014; 39: 588-604.

11) Jinzaki M, Tanimoto A, Narimatsu Y, et al. Angiomyolipoma: imaging findings in lesions with minimal fat. Radiology 1997; 205: 497-502.

12) Rouvière O, Nivet H, Grenier N, Zini L, Lechèvallier E. Kidney damage due to tuberous sclerosis complex: management recommendations. Diagn Interv Imaging. 2013; 94: 225-237.

13) Kutikov A, Fossett LK, Ramchandani P, et al. Incidence of benign pathologic findings at partial nephrectomy for solitary renal mass presumed to be renal cell carcinoma on preoperative imaging. Urology 2006; 68: 737-740.

14) Hafron J, Fogarty JD, Hoenig DM, et al. Imaging characteristics of minimal fat renal angiomyolipoma with histologic correlations. Urology. 2005; 66: 1155-1119.

15) Kim JK, Park SY, Shon JH, Cho KS. Angiomyolipoma with minimal fat: differentiation from renal cell carcinoma at biphasic helical CT. Radiology. 2004; 230: 677-684.

16) Sasiwimonphan K, Takahashi N, Leibovich BC, Carter RE, Atwell TD, Kawashima A. Small (＜4cm) renal mass: differentiation of angiomyolipoma without visible fat from renal cell carcinoma utilizing MR imaging. Radiology. 2012; 263: 160-168.

17) Kim JK, Kim SH, Jang YJ, et al. Renal angiomyolipoma with minimal fat: differentiation from other neoplasms at double-echo chemical shift FLASH MR imaging. Radiology. 2006; 239: 174-180.

18) Tsukada J, Jinzaki M, Yao M, et al. Epithelioid angiomyolipoma of the kidney: radiological imaging. Int J Urol. 2013; 20: 1105-1111.

19) 清水 幸生，山田 弘樹，布施 春樹ら 腎類上皮型血管筋脂肪腫の1例．臨床放射線．2012；57：918-923.

20) Kim JC, Kim KH, Lee JW. CT and US findings of multilocular cystic renal cell carcinoma. Korean J Radiol. 2000; 1: 104-109.

21) Zhang X, Kuwatsuru R, Toei H, Yashiro D, Okada S, Kato H. Postembolization intratumoral chronic bleeding, without the classic CT feature of active extravasation, in tuberous sclerosis complex-related renal angiomyolipoma: two case reports. Case Rep Nephrol Dial. 2018; 8: 112-119.

2

Background Questions
BQ

結節性硬化症に伴う腎血管筋脂肪腫において遺伝学的検査の意義はなにか？

解 説

　総論で述べられた通り，2012年および2021年の国際ガイドラインによる結節性硬化症の診断は独立した2つの診断基準，すなわち遺伝学的診断基準と臨床的診断基準より構成され，結節性硬化症の診断は臨床的確定診断（definite TSC），臨床的推定診断（possible TSC），遺伝学的診断（genetic diagnosis）に3分される[1, 2]。遺伝学的診断基準によれば遺伝学的検査（胚細胞系列遺伝子検査）を実施し*TSC1*または*TSC2*遺伝子に病的バリアントが検出されれば，臨床的診断基準を満たさなくてもそれ単独で結節性硬化症と診断できる。ただし病的バリアントとは，明らかにTSC1またはTSC2タンパクの機能を不活性化するもの（フレームシフト変異やナンセンス変異），タンパク生成を妨げるもの（遺伝子の大欠失），タンパク機能への影響が証明され疾患原因変異として確定しているミスセンス変異を意味する。その他のバリアントに関しては，2012年の国際ガイドラインでは遺伝学的診断基準に含めないとされていたが，2021年の改訂では注意して検討する必要があるとされた。この背景には，結節性硬化症の原因となりうる遺伝子変異のパターンにはさまざまなものがあり，低頻度のモザイク変異や深部イントロン変異に伴うスプライシング異常などの患者が報告されるようになったことが伺える[3, 4]。また，このような病的バリアントの存在のため，臨床診断基準を満たす患者の10～15％は通常の遺伝子検査では疾患原因変異を同定できない。したがって，遺伝学的検査の陰性は結節性硬化症の診断を否定するものではない。結節性硬化症の症状発現には大きな個体差と年齢依存性があるため，遺伝学的診断は特に若年患者の診断を促進し，サーベイランスと治療介入を早め，よりよい臨床経過につながる可能性がある[1]。さらに2021年の国際ガイドラインでは遺伝学的検査は，遺伝カウンセリング目的または結節性硬化症が疑われるが臨床診断基準を満たさないときに推奨される（カテゴリー1：高いエビデンスに基づき介入が適切であるという統一されたコンセンサスがある）とされ，臨床診断基準を満たさない結節性硬化症患者に対する遺伝学的検査は，必要なサーベイランス検査を実施し，可能な限り早期に病変を発見するために有益であり，最適な臨床転帰を得ることを確実なものとするとしている[2]。

　遺伝子型−表現型相関の観点からみると，全般的には*TSC2*遺伝子変異を有する症例は*TSC1*遺伝子変異を有する症例に比べて臨床症状が重度であることが知られており，*TSC1*遺伝子変異を有する症例は孤発例よりも家族発症例が2倍多く認められることもこれを裏付けている[5]。腎病変に関しても腎血管筋脂肪腫の発生率および重症度は*TSC2*遺伝子変異を有する症例の方が*TSC1*遺伝子変異を有する症例に比べて有意に高い[6, 7]。ただし症状の発現や重症度には個体差が大きく，*TSC1*遺伝子変異を有する症例であってもさまざまな程度の腎血管筋脂肪腫を生じうるため，*TSC2*遺伝子変異を有する症例と同様なサーベイランス

検査と必要に応じた治療介入を必要とする。病的バリアントをモザイクで持つ場合には，全般的には症状が軽症化する場合があるが，TSC関連病変は病的バリアントを持つ細胞から生じるため，腎病変が軽症化するかどうかはそこに含まれる病的バリアントを持つ細胞の割合に依存する[8]。特殊な例としては，*TSC2／PKD1* 隣接遺伝子症候群があげられ，結節性硬化症の腎病変に加えて常染色優性多発性囊胞腎Ⅰ型（ADPKD1）を併発する。*TSC2* 遺伝子と *PKD1* 遺伝子は染色体16p13.3に逆向きに隣接して存在するが，両遺伝子を含むような大欠失が生じた場合には双方の遺伝子の機能が同時に喪失し，2つの遺伝性疾患が同時に出現することになる。この場合は結節性硬化症のサーベイランスに加え，ADPKD1に伴う腎機能低下，高血圧，脳動脈瘤，心臓弁膜症にも留意した管理が必要とされる[9,10]。

　結節性硬化症の遺伝学的検査は令和4年度より保険収載され（診療報酬点数表D006-4　遺伝学的検査：処理が容易なもの　3800点），検査への到達度は高くなったといえる。ただし，保険診療上は"臨床症状や他の検査等では診断がつかない場合"と注釈がついており，臨床診断基準を満たす症例は対象としていないことには注意を要する。結節性硬化症に伴う腎血管筋脂肪腫の診療においては，当該患者が臨床的確定診断（definite TSC）であれば，その患者自身の治療目的のために遺伝学的検査を行う必然性は低い。ただし腎囊胞の性状より *TSC2／PKD1* 隣接遺伝子症候群が疑われる場合には，遺伝学的検査による鑑別診断（この際には大欠失を検出しうる検査方法を選択する必要がある）が有用となる。一方で，当該患者の症状が腎血管筋脂肪腫以外ははっきりせず，診断に迷う場合には遺伝学的検査は有用である。診断が結節性硬化症と確定（遺伝学的診断）することで，腎血管筋脂肪腫に対するエベロリムス治療が保険適応となる。なお，遺伝学的検査を実施する際には，事前に遺伝カウンセリングを行い，検査を実施するかどうかは患者・家族の意思に従うことになる。遺伝学的検査の結果は本人にとどまらず，家族にも影響を与えうる点は重要である。患者で病的バリアントが確定した際には，疑診例を含めた家系における他の患者の診断が可能となり，早期の医療介入につながるメリットがある一方，本邦においては遺伝性疾患の診断は保険の加入，結婚，就労などの際に社会的なデメリットを生じる可能性もある。結節性硬化症の患者が挙児を希望する際にも，遺伝学的検査は重要な意味を持つ。患者自身が *TSC1*，*TSC2* どちらの遺伝子に病的バリアントを持つか，モザイク変異であるかどうかは子供への遺伝率や遺伝した際の重症度に影響を与える。このように腎血管筋脂肪腫の治療とは直接関係しないところでも，結節性硬化症全般の診療としては，患者や家族の求めに応じた遺伝カウンセリングと遺伝学的検査の提供が望まれる。

参考文献

1）Northrup H, Krueger DA; International Tuberous Sclerosis Complex Consensus Group. Tuberous sclerosis complex diagnostic criteria update: recommendations of the 2012 International Tuberous Sclerosis Complex Consensus Conference. Pediatr Neurol. 2013; 49: 243-254.

2）Northrup H, Aronow ME, Bebin EM, et al; International Tuberous Sclerosis Complex Consensus Group. Updated International Tuberous Sclerosis Complex diagnostic criteria and surveillance and management recommendations. Pediatr Neurol. 2021; 123: 50-66.

3） Tyburczy ME, Dies KA, Glass J, et al. Mosaic and intronic mutations in TSC1/TSC2 explain the majority of TSC patients with no mutation identified by conventional testing. PLoS Genet. 2015; 11: e1005637.

4） Togi S, Ura H, Niida Y. Optimization and validation of multimodular, long-range PCR-based next-generation sequencing assays for comprehensive detection of mutation in tuberous sclerosis complex. J Mol Diagn. 2021; 23: 424-446.

5） Crino PB, Nathanson KL, Henske EP. The tuberous sclerosis complex. N Engl J Med. 2006; 355: 1345-1356.

6） Au KS, Williams AT, Roach ES, et al. Genotype/phenotype correlation in 325 individuals referred for a diagnosis of tuberous sclerosis complex in the United States. Genet Med. 2007; 9: 88-100.

7） Togi S, Ura H, Hatanaka H, Niida Y. Genotype and phenotype landscape of 283 Japanese patients with tuberous sclerosis complex. Int J Mol Sci. 2022; 23: 11175.

8） Nathan N, Keppler-Noreuil KM, Biesecker LG, Moss J, Darling TN. Mosaic Disorders of the PI3K/PTEN/AKT/TSC/mTORC1 Signaling Pathway. Dermatol Clin. 2017; 35: 51-60.

9） Longa L, Scolari F, Brusco A, et al. A large TSC2 and PKD1 gene deletion is associated with renal and extrarenal signs of autosomal dominant polycystic kidney disease. Nephrol Dial Transplant. 1997; 12: 1900-1907.

10) Shang S, Mei Y, Wang T, et al. Diagnosis and genotype-phenotype correlation in patients with PKD1/TSC2 contiguous gene deletion syndrome. Clin Nephrol. 2022; 97: 328-338.

BQ 2 結節性硬化症に伴う腎血管筋脂肪腫に対して，治療を開始する指標となる検査所見はなにか？

解　説

　腰背部痛などを伴う腫瘍血管からの出血や，出血を伴わなくとも日常生活に影響を及ぼす腹部圧迫感，コントロールの困難な血尿を腎血管筋脂肪腫（renal angiomyolipoma；renal AML）に対する治療介入の絶対適応としている施設は多く[1-11]，これを結節性硬化症に伴う腎血管筋脂肪腫（tuberous sclerosis complex - associated renal angiomyolipoma；TSC-renal AML）に当てはめることは妥当と考えられる。

　無症状 renal AML の場合でも，複数のケースシリーズ研究で renal AML の腫瘍径が大きいほど，出血や症状を伴うことが多くなることが示されている[5, 9, 12-16]。これらの中で，一般的には Oesterling らや Steiner らが提唱する腫瘍径 4 cm 以上が治療開始の指標として用いられることが多い[9, 12]。一方，Bhatt らは，腫瘍径の観察が可能であった renal AML447 例に対して積極的監視療法を施行し，診断時 4 cm 以上であっても治療介入を要した症例は38%であり，4 cm 以上でも必ずしも治療を要さないと報告した[16]。また腫瘍径に加え，増大速度が0.25cm/年以上は治療介入を要する有意な因子であったとも報告している。さらに本邦でのケースシリーズ研究として，Yamakado らは，腫瘍径よりも腫瘍内動脈瘤の径がより有意に出血と関連していることを示し，動脈瘤径 5 mm 以上を予防的塞栓術等の治療適応とすることを推奨している[17]。

　しかしながら，TSC-renal AML 症例は上記のケースシリーズ研究には少数しか含まれないことに加え，散発性 renal AML の知見をそのまま TSC-renal AML に適応することは困難である。TSC-renal AML 症例は散発性 renal AML と比較して，多発性，両側性に発症し，腫瘍の増大速度も早い傾向にあり[1, 4, 9, 18-20]，若年女性に多く発症する傾向にあるため[12]，将来的な妊娠の可能性も考慮する必要がある。さらに，出血や腎実質への浸潤により腎機能低下を来す可能性もあり，長期にわたる腎機能保持を目的とした管理も必要である。また重要な点としては，TSC-renal AML の腫瘍径と症状の関連に関しては，結節性硬化症に合併する発達障害，知的障害などの神経症状により症状の正確な聴取が難しいこともあり，詳細な検討がしばしば困難である[11]。

　上記のような TSC-renal AML の特徴から，無症状 TSC-renal AML の治療適応に関しては施設により推奨する内容のばらつきが大きい。van Baal らは20例の TSC-renal AML の検討から腫瘍径3.5cmを治療介入の適応とすることを推奨している[2]。Seyam らは14例（平均年齢26歳）の検討から，径 4 cm 以上の場合は動脈瘤の存在，妊娠の可能性，抗凝固剤の服用，医療機関へのアクセス困難などの要因が重なった場合を治療適応と報告している[4]。また Koo らは12例（平均年齢30.1歳）での，Harabayashi らは12例（平均年齢28.8歳）の経験に基づき，それぞれ 8 cm 以上，10cm以上での治療介入を推奨している[1, 3]。また Sooriakumaran

らは有症状のみを治療介入適応とした70例（平均年齢27歳）の治療経験から，有症状TSC-renal AMLは多くの場合10cm以上であるものの，腫瘍径の増大に伴って治療法の選択肢が狭まっていくことを指摘し，4cm以下の小径のうちから薬物治療を検討することの妥当性を示唆している[11]。以上のような報告を背景に，2021年に更新されたInternational Tuberous Sclerosis Complex Consensus Groupの診断基準・監視療法・治療の推奨では，TSC-renal AMLの増大や，手術や塞栓術に伴う腎機能低下を考慮すると，3cm以上の腫瘍径を有する症例に対してはmTOR阻害薬の使用を第一選択とした[21]。実際にイングランドで行われた結節性硬化症患者に対するインタビュー形式で情報収集したO'Callaghanらの研究では，腹部超音波検査を受けてTSC-renal AMLと診断された86例において，腫瘍径3cm以上であった28例中12例（43%）で症候性腎出血を認めたとしている[22]。

Swärdらは，TSC-renal AML 6例（平均年齢21歳）の積極的監視療法を施行し，監視療法開始時の平均腫瘍径は12cmであり，平均観察期間は109カ月中に6例中2例で出血を認め，全例で観察期間中に血管塞栓術を施行した[19]。またCockerellらも，TSC-renal AMLにおいては，出血イベントが起きやすい20〜30歳を過ぎた後においても，出血する症例が散見されるため，長期間のフォローが必要であると報告している[23]。

無症状TSC-renal AMLに対する予防的治療介入の確固たる指標設定には，今後無作為化比較試験が必要である。現時点では，本指標を設定することは困難と判断し，症例に応じた総合的な判断が必要と考えられる。

有症状である場合は，治療開始の絶対適応である。無症状の場合は，腫瘍径やその増大傾向，腫瘍内動脈瘤の有無に基づき予防的な治療介入を検討することは妥当と考えられる。しかしながら，合併している他疾患の重症度，抗凝固薬の服用の有無，将来の妊娠の可能性，出血時の対応に関する患者自身の理解力や医療機関へのアクセスの容易さ等を考慮し，総合的に判断すべきである。散発性renal AMLでしばしば提唱されている腫瘍径4cm以上を，そのまま無症状のTSC-renal AMLの予防的治療開始の指標とすることは臨床的根拠に乏しい。

参考文献

1）Koo KC, Kim WT, Ham WS, et al. Trends of presentation and clinical outcome of treated renal angiomyolipoma. Yonsei Med J. 2010; 51: 728-734.

2）van Baal JG, Smits NJ, Keeman JN, Lindhout D, Verhoef S. The evolution of renal angiomyolipomas in patients with tuberous sclerosis. J Urol. 1994; 152: 35-38.

3）Harabayashi T, Shinohara N, Katano H, Nonomura K, Shimizu T, Koyanagi T. Management of renal angiomyolipomas associated with tuberous sclerosis complex. J Urol. 2004; 171: 102-105.

4）Seyam RM, Bissada NK, Kattan SA, et al. Changing trends in presentation, diagnosis and management of renal angiomyolipoma: comparison of sporadic and tuberous sclerosis complex-associated forms. Urology. 2008; 72: 1077-1082.

5）Dickinson M, Ruckle H, Beaghler M, Hadley HR. Renal angiomyolipoma: optimal treatment based on size and symptoms. Clin Nephrol. 1998; 49: 281-286.

6）Nelson CP, Sanda MG. Contemporary diagnosis and management of renal angiomyolipoma. J Urol. 2002; 168（4 Pt 1）: 1315-1325.

7）Hadley DA, Bryant LJ, Ruckle HC. Conservative treatment of renal angiomyolipomas in patients with tuberous sclerosis. Clin Nephrol. 2006; 65: 22-27.

8) Rakowski SK, Winterkorn EB, Paul E, Steele DJR, Halpern EF, Thiele EA. Renal manifestations of tuberous sclerosis complex: Incidence, prognosis, and predictive factors. Kidney Int. 2006; 70: 1777-1782.

9) Steiner MS, Goldman SM, Fishman EK, Marshall FF. The natural history of renal angiomyolipoma. J Urol. 1993; 150: 1782-1786.

10) Mues AC, Palacios JM, Haramis G, et al. Contemporary experience in the management of angiomyolipoma. J Endourol. 2010; 24: 1883-1886.

11) Sooriakumaran P, Gibbs P, Coughlin G, et al. Angiomyolipomata: challenges, solutions, and future prospects based on over 100 cases treated. BJU Int. 2010; 105: 101-106.

12) Oesterling JE, Fishman EK, Goldman SM, Marshall FF. The management of renal angiomyolipoma. J Urol. 1986; 135: 1121-1124.

13) Kessler OJ, Gillon G, Neuman M, Engelstein D, Winkler H, Baniel J. Management of renal angiomyolipoma: analysis of 15 cases. Eur Urol. 1998; 33: 572-575.

14) Koh KB, George J. Radiological parameters of bleeding renal angiomyolipoma. Scand J Urol Nephrol. 1996; 30: 265-268.

15) Kennelly MJ, Grossman HB, Cho KJ. Outcome analysis of 42 cases of renal angiomyolipoma. J Urol. 1994; 152 (6 Pt 1): 1988-1991.

16) Bhatt JR, Richard PO, Kim NS, et al. Natural history of renal angiomyolipoma (AML): Most patients with large AMLs >4cm can be offered active surveillance as an initial management strategy. Eur Urol. 2016; 70: 85-90.

17) Yamakado K, Tanaka N, Nakagawa T, Kobayashi S, Yanagawa M, Takeda K. Renal angiomyolipoma: relationships between tumor size, aneurysm formation, and rupture. Radiology. 2002; 225: 78-82.

18) Lendvay TS, Marshall FF. Marshall, The tuberous sclerosis complex and its highly variable manifestations. J Urol. 2003; 169: 1635-1642.

19) Swärd J, Henrikson O, Lyrdal D, Peeker R, Lundstam S. Renal angiomyolipoma-patient characteristics and treatment with focus on active surveillance. Scand J Urol. 2020; 54: 141-146.

20) Rabenou RA, Charles HW. Differentiation of sporadic versus tuberous sclerosis complex-associated angiomyolipoma. AJR Am J Roentgenol. 2015; 205: 292-301.

21) Northrup H, Aronow ME, Bebin EM, et al; International Tuberous Sclerosis Complex Consensus Group. Updated international tuberous sclerosis complex diagnostic criteria and surveillance and management recommendations. Pediatr Neurol. 2021; 123: 50-66.

22) O'Callaghan FJ, Noakes MJ, Martyn CN, Osborne JP. An epidemiological study of renal pathology in tuberous sclerosis complex. BJU Int. 2004; 94: 853-857.

23) Cockerell I, Guenin M, Heimdal K, Bjørnvold M, Selmer KK, Rouvière O. Prevalence of renal angiomyolipomas and spontaneous bleeding related to angiomyolipomas in tuberous sclerosis complex patients in France and Norway-a questionnaire study. Urology. 2017; 104: 70-76.

解　説

　結節性硬化症に伴う腎血管筋脂肪腫（tuberous sclerosis complex - associated renal angiomyolipoma；TSC-renal AML）は経過観察中に増大することが明らかにされている。また，TSCのレジストリ研究（TOSCA研究）においてTSC-renal AMLを有する症例の82%が無症状である一方，出血，疼痛，血圧上昇，腎機能低下などがrenal AML関連症状として報告されている[1, 2]。そのためサーベイランス項目として，①TSC-renal AMLの画像検査，②腎機能関連評価を設定した。

（1）TSC-renal AMLの画像フォロー

　Seyamらは14例のTSC-renal AMLの腫瘍増大速度を後ろ向きに検討し，3年以上フォローした症例では平均1.25cm/年増大したことを報告している。同報告では，TSC-renal AMLは散発性renal AMLと比較して若年で診断され，有意に診断時腫瘍径が大きく，観察期間中に増大していたこと，多発性／両側性だったこと，症候性となった頻度が高かったことなどが報告されている[3]。Yamakadoらは3例の結節性硬化症を含む29例のrenal AML症例をレトロスペクティブに解析して報告している。破裂を起こした8例のrenal AMLは全例が腫瘍径4cm以上でかつ5mm以上の動脈瘤を有していた。この結果よりrenal AMLの破裂には腫瘍径および動脈瘤の径が関与していると結論付けている[4]。これらの報告から，TSC-renal AMLがすでに診断されている症例をフォローする際の画像検査には，腫瘍径に加えて動脈瘤の検出が重要であると考えられている。

　TOSCAレジストリ研究において，TSC症例のうちrenal AMLが検出されているのは，2歳以下の症例における8.8%に対して，40歳以上では78.9%であった。結節性硬化症の経過観察中に中央値1年で施行された画像検査によって，新規にrenal AMLが指摘された症例は18〜40歳において最多であった[1, 2]。Ewaltらは結節性硬化症と診断された小児60例（平均年齢6.9歳）に対して超音波検査を施行したところ，33例にrenal AMLが発見され，初回検査時に所見正常であった27例中15例で経過観察中にrenal AMLの新規発生（診断時の平均年齢7.2歳）を認めたと報告している。一方で，腫瘍径が4cmを越えた年齢は，すべて思春期以降であった[5]。これらの報告から，腎病変を認めていない結節性硬化症症例であっても年齢を重ねるとrenal AMLが新規に出現してくることが示されており，結節性硬化症症例における腎臓のモニタリングは小児期から開始し，成人になっても長期にかつ継続的に施行すべきであると考えられる。古典的なrenal AMLは超音波検査で高エコー域として描出されるため，特に小児期には有用であると考えられる。定期的な画像検査としては，放射線被曝がなく簡便な超音波検査が推奨されるが，腫瘍径のみならず脂肪に乏しい腎血管筋脂肪

腫（fat poor AML）や動脈瘤の検出など詳細な評価のためにはMRIやCTが必要となる。Wataya-Kanedaらは日本人166例の結節性硬化症症例を疫学的に調査し，61％にrenal AML，28％に腎嚢胞，2.6％に腎細胞癌を認めたと報告しており[6]，既知のrenal AML腫瘍径のフォローだけでなく新規に出現してくる可能性がある腎嚢胞，腎細胞癌の検出・診断にはMRIやCTで得られる情報が有用である場合も多い。

（2）腎機能関連評価

　結節性硬化症症例におけるステージ3～5の慢性腎臓病の有病率は一般人口と比較して高く，また年齢とともに急激に増加していくことが報告されている[7]。そのため結節性硬化症症例においては腎病変の画像フォローに加え，少なくとも1年に1回の腎機能評価も重要となってくる。TSC-renal AMLの経過観察中には高血圧の出現頻度が高いため，定期的な測定が望まれる[1]。腎機能は血清クレアチニンや糸球体濾過量（glomerular filtration rate；GFR）で評価するが，筋肉量の少ない症例では推算糸球体濾過量（estimated glomerular filtration rate；eGFR）が高い値を示す傾向があることから筋肉量の影響を受けない血清シスタチンCも有用である[8]。経過観察中に腎機能障害や高血圧を認めた場合は，腎臓内科医等と連携し診療していくことも重要となる。

　以上から，本ガイドラインではrenal AMLを有する結節性硬化症患者のフォロー間隔は，1年ごとの超音波での経過観察，症状があるときや悪性が疑われるときは，適宜CTやMRIの追加を検討することを提唱する。初回検査時にrenal AMLを認めない小児結節性硬化症患者に対するフォロー間隔に関しては議論の余地があるものの，思春期までは2～3年に1回程度で問題ないと考えられる。しかしながら，新規病変が出現した場合，あるいは所見が正常であっても思春期以降の場合は，1年間隔で行うことを推奨する。また，定期的な血圧測定に加え，少なくとも1年に1回の腎機能評価を行っていく。

参考文献

1 ）Kingswood JC, Belousova E, Benedik MP, et al. Renal manifestations of tuberous sclerosis complex: key findings from the final analysis of the TOSCA study focussing mainly on renal angiomyolipomas. Front Neurol. 2020; 11: 972.

2 ）Kingswood JC, Belousova E, Benedik MP, et al. Renal angiomyolipoma in patients with tuberous sclerosis complex: findings from the TuberOus SClerosis registry to increase disease Awareness. Nephrol Dial Transplant. 2019; 34: 502-508.

3 ）Seyam RM, Bissada NK, Kattan SA, et al. Changing trends in presentation, diagnosis and management of renal angiomyolipoma: comparison of sporadic and tuberous sclerosis complex-associated forms. Urology. 2008; 72: 1077-1082.

4 ）Yamakado K, Tanaka N, Nakagawa T, Kobayashi S, Yanagawa M, Takeda K. Renal angiomyolipoma: relationships between tumor size, aneurysm formation, and rupture. Radiology. 2002; 225: 78-82.

5 ）Ewalt DH, Sheffield E, Sparagana SP, Delgado MR, Roach ES. Renal lesion growth in children with tuberous sclerosis complex. J Urol. 1998; 160: 141-145.

6 ）Wataya-Kaneda M, Tanaka M, Hamasaki T, Katayama I. Trends in the prevalence of tuberous sclerosis complex manifestations: an epidemiological study of 166 Japanese patients. PLoS One 2013; 8: e63910.

7) Bissler JJ, Kingswood JC. Renal manifestation of tuberous sclerosis complex. Am J Med Genet C Semin Med Genet. 2018; 178: 338-347.
8) Northrup H, Aronow ME, Bebin EM, et al; International Tuberous Sclerosis Complex Consensus Group. Updated international tuberous sclerosis complex diagnostic criteria and surveillance and management recommendations. Pediatr Neurol. 2021; 123: 50-66.

BQ 4 結節性硬化症に伴う腎血管筋脂肪腫に対する手術療法は推奨されるか？

解　説

　結節性硬化症に伴う腎血管筋脂肪腫（tuberous sclerosis complex - associated renal angiomyolipoma；TSC-renal AML）に対する手術療法の主な目的は，出血のコントロールや破裂，出血予防のため，または悪性腫瘍との鑑別が困難である場合の腫瘍の切除，除去である。出血の予防と止血に関しては，治療にかかる合併症も考慮した動脈塞栓術と手術療法の比較研究はないが，動脈塞栓術はその技術の向上から，より選択的な動脈塞栓が可能となり，侵襲や安全性，治療後の腎機能温存の観点からもまず考慮されるべき治療である。また，mTOR阻害薬による腫瘍の縮小効果，破裂予防効果もあり，特に無症状TSC-renal AMLでは手術は第一選択とはならない[1]。そのため，現状では動脈塞栓術やmTOR阻害薬の効果が不十分な場合の二次治療との位置付けである。

　Sooriakumaranらは102例のrenal AML症例（うち70例がTSC-renal AML症例。平均年齢27歳）の治療経過を検討した（平均観察期間48カ月）。19例で動脈塞栓術が施行されたが，うち6例で出血が原因で緊急で施行され，うち1例は腎臓摘出術に移行した。待機的に9例で手術療法が行われたがその適応の理由としては，5例で腫瘍が大きく症状があったもの，4例が動脈塞栓術の効果が不十分（腫瘍径が不変，再出血，症状が継続した）であったもの，1例で悪性所見が疑われたものとしている（重複あり）。個々の症例が結節性硬化症であったか否かの詳細は確認できないが，動脈塞栓術で止血や症状の消退がみられない場合には，手術療法が必要となっていた[2]。

　術式については，腎摘出術もしくは腎部分切除術が選択されるが，一般に腎手術後の腎機能がその後の心血管イベント発生や死亡率と関連することが，主に腎癌症例における過去の検討で広く知られている。特にTSC-renal AMLは若年で発見されることが多く，一方，結節性硬化症患者におけるステージ3〜5の慢性腎臓病の有病率は一般人口と比較して高いこと，この頻度が年齢とともに増加していくことが報告されている[3]。これより，TSC-renal AMLの治療において腎機能の温存は重要な課題であり，可能な限り腎部分切除術が選択される。

　Kuuskらは93例の孤発性renal AMLでの腎摘出について成績をまとめており，再介入率は0％であったとしている[4]。上述のように，現在は腎摘出が選択されるのは，腫瘍の破裂に伴う大量出血で動脈塞栓術後もバイタルサインが制御できない場合に限られる。

　開腹腎部分切除術が標準術式と考えられているが，Boorjianらが孤発性renal AMLでの治療成績をまとめている[5]。58例に施行し局所再発は2例（3.4%）で，合併症は12%で認め，術後の慢性腎臓病（chronic kidney disease；CKD）移行はなかったとしている。腹腔鏡下腎部分切除術（LPN）については，Msezaneらが14例での治療成績をまとめ，局所再発なく合

併症は1例（7％）で腎摘出に移行が必要であった。また術後のCKD移行はなく，同施設での腎細胞癌に対するLPNの安全性，有効性について同等であったと報告している[6]。

　腎癌治療において広く施行されるようになったロボット補助下腎部分切除術（RAPN）がrenal AMLに対しても行われるようになっている。TSC-renal AMLに限定したRAPNを評価した報告はないが，孤発性も含めたrenal AMLを後方視的に評価した報告では，開腹手術や腹腔鏡手術と同様の安全性，有効性が示唆されている[7,8]。本邦でのTSC-renal AMLを含めた良性腫瘍に対するRAPNの保険適応はない。

　また，mTOR阻害薬を術前投与し，縮小手術をする方法が考えられるが，少数の成功例の報告のみで，試験的治療である[9]。

　結節性硬化症では類上皮型腎血管筋脂肪腫（epithelioid AML）や腎細胞癌が発生することも知られており[10]，画像診断で鑑別困難な際には，悪性腫瘍に準じた手術が必要となることもある。

　以上を踏まえ，動脈塞栓術で出血のコントロールが困難な場合，症状の寛解が認められない場合，悪性腫瘍との鑑別が困難な場合に手術療法が推奨され，可能な場合には腎部分切除により腎機能温存を図る。

参考文献

1) Bissler JJ, Kingswood JC, Radzikowska E, et al. Everolimus long-term use in patients with tuberous sclerosis complex: Four-year update of the EXIST-2 study. PLoS One. 2017; 12: e0180939.

2) Sooriakumaran P, Gibbs P, Coughlin G, et al. Angiomyolipomata: challenges, solutions, and future prospects based on over 100 cases treated. BJU Int. 2010; 105: 101-106.

3) Bissler JJ, Kingswood JC. Renal manifestation of tuberous sclerosis complex. Am J Med Genet C Semin Med Genet. 2018; 178: 338-347.

4) Kuusk T, Biancari F, Lane B, et al. Treatment of renal angiomyolipoma: pooled analysis of individual patient data. BMC Urol. 2015; 15: 123.

5) Boorjian SA, Frank I, Inman B, et al. The role of partial nephrectomy for the management of sporadic renal angiomyolipoma. Urology. 2007; 70: 1064-1068.

6) Msezane L, Chang A, Shikanov S, et al. Laparoscopic nephron-sparing surgery in the management of angiomyolipoma: a single center experience. J Endourol. 2010; 24: 583-587.

7) Kara O, Akca O, Zargar H, et al. Robotic partial nephrectomy in the treatment of renal angiomyolipoma. J Endourol. 2016; 30: 275-279.

8) Lin CY, Yang CK, Ou YC, et al. Long-term outcome of robotic partial nephrectomy for renal angiomyolipoma. Asian J Surg. 2018; 41: 187-191.

9) Staehler M, Sauter M, Helck A, et al. Nephron-sparing resection of angiomyolipoma after sirolimus pretreatment in patients with tuberous sclerosis. Int Urol Nephrol. 2012; 44: 1657-1661.

10) Henske EP, Cornejo KM, Wu CL. Renal cell carcinoma in tuberous sclerosis complex. Genes (Basel). 2021; 12: 1585.

3

Clinical Questions
CQ

CQ 1 結節性硬化症に伴う腎血管筋脂肪腫に対する予防的腎動脈塞栓術は推奨されるか？

> 結節性硬化症に伴う腎血管筋脂肪腫に対する予防的腎動脈塞栓術を行うことを弱く推奨する。[合意率：100％（11/11）]
>
> 推奨の強さ 行うことを弱く推奨する　エビデンスの確実性 弱い

解説

　腫瘍径が4cm以上のrenal AMLは出血のリスクが高く，特に結節性硬化症に伴う腎血管筋脂肪腫（tuberous sclerosis complex - associated renal angiomyolipoma；TSC-renal AML）ではより急速に増大する傾向がある[1-3]。大きさのほか，腫瘍内の動脈瘤の有無も出血のリスク評価に必要であり，Yamakadoらの検討では動脈瘤破裂を来したrenal AMLのうち，すべてが5mm以上の動脈瘤を有しており，88％が9mm以上であった[4]。腫瘍径が4cm以上6cm未満の場合の動脈瘤破裂のリスクは特異度38％，6cm以上の場合は特異度67％であったため，動脈瘤破裂のリスクは腫瘍径よりも動脈瘤径で評価するほうが特異度は高くなった[4]。なお，感度に両者の相違はない。以上より，4cm以上の腫瘍の場合あるいは5mm以上の動脈瘤がある場合には予防的治療が推奨されるが[4,5]，TSC-renal AMLのみのまとまった検討・報告が認められず，若年女性における急激な増大という因子もあり，種々の因子を含めた今後の研究成果が待たれる。

　予防的腎動脈塞栓術は低侵襲であり，簡便かつ繰り返し施行できるため，TSC-renal AMLの治療に有用である。この際，腎機能を温存するために腫瘍を確実に壊死させ，かつ正常腎実質の障害を最小限にして温存する超選択的腎動脈塞栓術が推奨される。腎動脈塞栓術は短期的には時間経過とともにrenal AMLの縮小効果が期待でき，治療3カ月後で縮小率29.4％，6カ月後で縮小率45.7％，12カ月後で縮小率59.3％とする報告がある[6]。脂肪部分の縮小率は小さいとされるが，例外もある。塞栓術後の出血の報告は少なく，報告により0～5.3％である[7,8]。十分に塞栓が行われたrenal AMLの長期的な再増大についての報告は乏しく，今後，塞栓術後5年，塞栓術後10年の縮小効果の研究結果が待たれる。

　renal AMLは豊富な血流を有しているものが多く，塞栓術は腫瘍床および動脈瘤を含めた腫瘍血管の十分な塞栓を行う必要がある。そのためには塞栓物質の慎重な選択，熟練した治療技術が望まれる。腫瘍の動脈瘤のみの塞栓や不完全な腫瘍塞栓では，残存する血流により腫瘍の再増大や動脈瘤の増大・破裂の危険性がある。また，腫瘍近位側の動脈塞栓のみでは，腫瘍遠位側の壊死が得られずに血流が残存して側副路が発達し，腫瘍が再増大する恐れがある。

　塞栓物質に関するコンセンサスは得られていないが，無水エタノール，ゼラチンスポンジなどの一時的塞栓物質，ポリビニルアルコールなどの永久塞栓物質，金属コイル，NBCA（n-butyl-2-cyanoacrylate）などが報告されている。

　菅原らは，無水エタノールは末梢の小動脈，毛細血管を閉塞させることで腫瘍壊死を引き起こすため，注入された腫瘍組織では側副路の発達による再発がない点，腫瘍内の動静脈瘻を介して無水エタノールが静脈系に流入しても，希釈されるため生体に害を与える可能性が低い点で推奨している[9]。また，無水エタノールとリピオドールの懸濁液を作成することで，無水エタノールの塞栓効果を低下させることなく，透視下で可視化できる。これは周囲の正常血管へ逆流する危険を防ぐととともに，腫瘍内に残存したリピオドールも確認でき，安全な方法と思われる[9, 10]。しかし，目的ではない臓器に逆流することによる臓器障害や大きなrenal AMLでの近位部のみの塞栓（近位塞栓），cardiopulmonary shockの報告もあり，血管内治療に精通している術者のみが適応を絞って行うべきである。特に大きな腫瘍では，腫瘍近位部のみの不完全な塞栓や，周囲の正常腎実質の塞栓に注意が必要である。

　ゼラチンスポンジ使用時は，腫瘍血管を見極め豊富な腫瘍床を丹念に塞栓することにより十分な腫瘍縮小効果が得られる[11]。不十分量のゼラチンスポンジによる塞栓は，動脈瘤の残存や腫瘍増大を来す。

　金属コイルのみによる塞栓は一過性の塞栓効果しか得られず，簡単に側副路が発達する。その後，残存腫瘍が増大し動脈瘤出血時には出血部位の塞栓が困難となるため，予防的腎動脈塞栓術時の単独での使用は推奨されない。

　永久塞栓物質は径 500μm 以上のものが望ましく，小径の永久塞栓物質使用時は部位や量，動静脈瘻の有無などに気を付けて適量使用する。150μm 以下の塞栓物質ではそれ以上のものより繰り返し塞栓術が必要となる可能性が 6 倍高くなる[12]。また，500μm 以下の塞栓物質を使用した renal AML の 2 症例で肺高血圧を伴う呼吸障害を発症しているほか[13]，肝腫瘍の報告ではあるが，$40\sim120\mu$m の塞栓物質を使用した 3 症例で肺塞栓による死亡を認めており[14]，血中酸素飽和度を測定しながら注意深い治療が必要である。

　報告によりばらつきはあるが，6〜100％の腎動脈塞栓術後の症例で"post-embolization syndrome"と呼ばれる腰部痛，発熱を主とする症状がみられるが，非ステロイド系抗炎症薬や短期間のステロイド投与により，制御可能である。

　塞栓術後はCTあるいはMRIで 1〜2 年ごとに経過観察し，問題がなければ 2 年ごとの観察を行う。

　散発性 renal AML に対して TSC-renal AML は塞栓術後の再発率は高く，最近では TSC-renal AML に対する塞栓術後に再増大した症例にエベロリムスが有効であるという報告もあり，複数の治療介入も必要と考えられる[15, 16]。

参考文献

1）Nelson CP, Sanda MG. Contemporary diagnosis and management of renal angiomyolipoma. J Urol. 2002; 168: 1315-1325.

2）Lemaitre L, Robert Y, Dubrulle F, et al. Renal angiomyolipoma: growth followed up with CT and / or US. Radiology. 1995; 197: 598-602.

3）Takebayashi S, Horikawa A, Arai M, Iso S, Noguchi K. Transarterial ethanol ablation for sporadic and non-hemorrhaging angiomyolipoma in the kidney. Eur J Radiol. 2009; 72: 139-145.

4) Yamakado K, Tanaka N, Nakagawa T, Kobayashi S, Yanagawa M, Takeda K. Renal angiomyolipoma: relationships between tumor size, aneurysm formation, and rupture. Radiology. 2002; 225: 78-82.

5) Rouvière O, Nivet H, Grenier N, Zini L, Lechevallier E. Kidney damage due to tuberous sclerosis complex: management recommendations. Diagn Interv Imaging. 2013; 94: 225-237.

6) Harabayashi T, Shinohara N, Katano H, Nonomura K, Shimizu T, Koyanagi T. Management of renal angiomyolipomas associated with tuberous sclerosis complex. J Urol. 2004; 171: 102-105.

7) Ewalt DH, Diamond N, Rees C, et al. Long-term outcome of transcatheter embolization of renal angiomyolipomas due to tuberous sclerosis complex. J Urol. 2005; 174: 1764-1766.

8) Villalta JD, Sorensen MD, Durack JC, Kerlan RK, Stoller ML. Selective arterial embolization of angiomyolipomas: a comparison of smaller and larger embolic agents. J Urol. 2011; 186: 921-927.

9) 菅原 丈志, 西東 龍一, 村上 龍次. 未破裂の腎血管筋脂肪腫に対する予防的動脈塞栓術の有効性. IVR. 2005；20：158-162.

10) Lee W, Kim TS, Chung JW, Han JK, Kim SH, Park JH. Renal angiomyolipoma: embolotherapy with a mixture of alcohol and iodized oil. J Vasc Interv Radiol. 1998; 9: 255-261.

11) Kato H, Kuwatsuru R, Inoue T, Okada S, Aida M, Yamashiro Y. Superselective transcatheter arterial embolization for large unruptured renal angiomyolipoma in lymphangioleiomyomatosis. J Vasc Interv Radiol. 2018; 29: 958-965.

12) Villalta JD, Sorensen MD, Durack JC, Kerlan RK, Stoller ML. Selective arterial embolization of angiomyolipomas: a comparison of smaller and larger embolic agents. J Urol. 2011; 186: 921-927.

13) Lee F, Aaronson DS, Blaschko S, et al. Selective arterial embolization of angiomyolipoma leading to pulmonary hypertension. Can J Urol. 2010; 17: 5232-5235.

14) Brown KT. Re: Fatal pulmonary complications after arterial embolization with 40-120-microm tris-acryl gelatin microspheres. J Vasc Interv Radiol. 2004; 15: 887-888.

15) Hatano T, Matsu-ura T, Mori K, et al. Effect of everolimus treatment for regrown renal angiomyolipoma associated with tuberous sclerosis complex after transcatheter arterial embolization. Int J Clin Oncol. 2018; 23: 1134-1139.

16) Hatano T, Egawa S. Renal angiomyolipoma with tuberous sclerosis complex: How it differs from sporadic angiomyolipoma in both management and care. Asian J Surg. 2020; 43: 967-972.

CQ 2

結節性硬化症に伴う腎血管筋脂肪腫に対する緊急腎動脈塞栓術は推奨されるか？

結節性硬化症に伴う腎血管筋脂肪腫が破裂した場合，止血のために緊急腎動脈塞栓術を行うことを強く推奨する。[合意率：100%（11/11）]

推奨の強さ ▶ 行うことを強く推奨する ｜ エビデンスの確実性 ▶ 弱い

解　説

　腎血管筋脂肪腫（renal angiomyolipoma；renal AML）が破裂した場合，肉眼的血尿や腫瘍内および後腹膜内血腫を来し，血行動態が不安定となると，直ちに治療が必要な緊急事態となる。腫瘍内に破裂した場合は，血行動態が安定していれば予防的腎動脈塞栓術と同様の方法で止血と腫瘍の縮小を目的とした腎動脈塞栓術が施行可能な場合がある。

　腎動脈塞栓術，特に超選択的腎動脈塞栓術は周囲の正常腎実質の損傷を最小限に留めることが可能であるため，推奨される治療法である。つまり，マイクロカテーテル先端を可能な限り出血源となっている破裂した腎動脈瘤の近傍まで進め，腎動脈瘤破裂部位までマイクロカテーテルを到達できた場合は，同部位をマイクロコイル等で閉塞するのが一般的である。多くの患者ですでに腎機能障害が生じており，塞栓術による周囲の正常腎実質の障害を最小限に留めることを最優先すべきである。

　塞栓物質については予防的腎動脈塞栓術と同様，一致した見解は得られていない。Hamlinらは，ゼラチンスポンジのみでの塞栓，ポリビニルアルコールのみでの塞栓，ポリビニルアルコールと金属コイルの併用による塞栓を経験しており，各々の塞栓物質のメリット，デメリットについて述べている。ゼラチンスポンジは良好な塞栓効果が得られ，簡便であるが再吸収により血流が再開する危険性がある，金属コイルは永久的な塞栓効果が得られるものの側副路形成のリスクがあり，再度塞栓するのが困難となる，ポリビニルアルコールはより末梢領域での永久的な塞栓効果が期待できるものの，細血管レベルでは塞栓できない，無水エタノールは細血管レベルでの塞栓効果も得られるが，毒性が高く組織壊死の危険性がある，という長所，短所を有している[1]。橋本らは，腫瘍内の微細血管まで塞栓可能で，注入時の視認性に優れた無水エタノールとリピオドールの混濁液での塞栓が現時点で最も有望と述べている[2]。Pappasらは塞栓物質として金属コイルよりも吸収性の物質からなるゼラチンスポンジが好ましいとしているが，塞栓された腎実質が短期間で修復されることが期待でき，それがどんなに小さな領域であっても大きな利益となるためと述べている[3]。renal AML破裂例では，循環動態の安定のため迅速な塞栓が必要な場合もあり，NBCA（n-butyl-2-cyanoacrylate）による塞栓は出血部位とともに腫瘍内の微細血管の塞栓も可能で，止血効

果も一瞬で得られ，今後期待される塞栓物質である。

　renal AMLの破裂部位はほとんどが腫瘍内の動脈瘤であり，近年のマイクロカテーテルやマイクロガイドワイヤーの開発，マイクロコイルの利便性，局所塞栓能の向上を考えると，破裂部位までマイクロカテーテルを到達させて同部位にマイクロコイルを留置するのが短時間で，確実に止血が可能と思われる。腎機能障害も惹起しにくい。一方で腫瘍縮小効果は期待できないため，余裕がある場合はゼラチンスポンジや永久塞栓物質など他の塞栓物質を用いて腫瘍床の塞栓も追加する。マイクロカテーテルを破裂部位まで到達できない場合は，マイクロカテーテルの位置，破裂部位までの距離，腫瘍内外への出血の状況などを考慮し，塞栓を行う。

　renal AML破裂時は，血流も早く，破裂部位の同定が困難で，腫瘍内動脈までマイクロカテーテル挿入が困難な時があるが，親カテーテルやマイクロカテーテルにバルーンカテーテルを使用して血流をコントロールしながら動脈撮影を行うと，破裂部位が明瞭になり，的確な位置までカテーテルを進め塞栓が可能である。

参考文献

1）Hamlin JA, Smith DC, Taylor FC, McKinney JM, Ruckle HC, Hadley HR. Renal angiomyolipomas: long-term follow-up of embolization for acute hemorrhage. Can Assoc Radiol J. 1997; 48: 191-198.
2）橋本 政幸，神納 敏夫，大内 泰文ほか．腎血管筋脂肪腫に対するTAEの検討．臨床放射線．2003；48：1201-1205.
3）Pappas P, Leonardou P, Papadoukakis S, et al. Urgent superselective segmental renal artery embolization in the treatment of life-threatening renal hemorrhage. Urol Int. 2006; 77: 34-41.

CQ 3 結節性硬化症に伴う腎血管筋脂肪腫に対するエベロリムスの使用は推奨されるか？

結節性硬化症に伴う腎血管筋脂肪腫に対し，エベロリムスを使用することを弱く推奨する。[合意率：100％（11/11）]

推奨の強さ ▶ 行うことを弱く推奨する　エビデンスの確実性 ▶ 強い

解 説

　結節性硬化症に伴う腎血管筋脂肪腫（tuberous sclerosis complex - associated renal angiomyolipoma；TSC-renal AML）は，腫瘍径の増大とともに背部痛，圧迫痛などを生じることがあり，このような場合には治療介入が検討される。また無症状の場合でも大きさが4 cmを超える，動脈瘤がある等の場合には破裂を起こすリスクが高まるため，破裂予防のための治療が検討される。腎血管塞栓術，mTOR阻害薬が治療法として挙げられ，治療方針の決定は，患者本人が意思決定することが難しい場合があることを考慮し，治療へのコンプライアンスについて十分検討して行う。mTOR阻害薬による治療は，その効果と安全性について，十分なエビデンスがある。

　TSC-renal AMLに対するエベロリムスの治療効果は，第Ⅲ相国際共同比較検証試験であるEXIST-2試験において証明され，本邦において2012年11月に効能・効果が承認された。

　EXIST-2試験では，結節性硬化症または孤発性リンパ脈管筋腫症に伴う腎血管筋脂肪腫（renal angiomyolipoma；renal AML）患者118例を，エベロリムス10mg群とプラセボ群に割り付け，TSC-renal AMLに対する効果や安全性を調べた[1]。対象は腫瘍長径3 cm以上のTSC-renal AMLを1つ以上有する患者で，ほとんどが結節性硬化症患者であった（113例）。主要評価項目はTSC-renal AMLへの奏効率（全標的TSC-renal AMLの体積の和が50％以上減少した症例の割合）で，奏効が確認された症例はエベロリムス群で33例（41.8％），プラセボ群で0例（0％）と有意に改善を認めた（$p < 0.0001$）。エベロリムス群の副作用発現率は96.2％で，主な副作用は口内炎59例（74.7％），感染症33例（41.8％），高コレステロール血症18例（22.8％）であった。

　この臨床試験を受けて2012年に開催されたInternational Tuberous Sclerosis Complex Consensus Conferenceでは，腫瘍長径3 cm以上の無症状のTSC-renal AMLに対しエベロリムスが第一選択薬として推奨され[2]，2021年10月の改訂でも同様の推奨である。

　引き続き行われたEXIST-2試験のオープンラベル試験において長期の効果と安全性が検証され，renal AMLを有する107名の患者（投薬期間中央値28.9カ月）において，エベロリムスの奏効率は54％であった。エベロリムス投与中に腎出血を経験した患者はなく，有害

事象はほとんどがグレード１，グレード２であり，長期安全性が示された[3, 4]。

　EXIST-2試験と同時期に行われた，結節性硬化症に伴う上衣下巨細胞性星細胞腫（subependymal giant cell astrocytoma；SEGA）に対するエベロリムスの効果をみた第Ⅲ相国際共同比較検証試験EXIST-1試験においても，TSC-renal AMLを合併した症例が多く組み込まれており，EXIST-2試験と比べてエベロリムスの投与量や患者の年齢層は異なるものの，１cm以上のTSC-renal AMLを合併する44例でプラセボ群と比較検討した結果，48週時点で30％以上の腫瘍径縮小を来したのはプラセボ群16.7％，エベロリムス群100％と効果が示された[5]。その後のEXIST-1オープンラベル試験でも同様にTSC-renal AML合併の41例中の73.2％（95% CI：57.1〜85.8）に対して縮小効果が示され，長期安全性も示された[6]。

　日本人のTSC-renal AMLに対するエベロリムスの効果をみたHatanoらの報告では，４cm以上のrenal AMLを持つ47例のうち46例にrenal AMLの縮小を認め，その縮小率の平均は60％であった。また，有害事象は口内炎（91％），月経不順（65％）が多く，グレード３以上の有害事象は３例のみであり，安全性も示された[7]。

　エベロリムスのrenal AMLへの効果は，renal AMLの腫瘍径が縮小するだけでなく，主に血管成分，平滑筋成分を減少させることによりrenal AMLの破裂を抑制する。HatanoらはCT画像におけるrenal AML領域のHU値を[8]，BrakemeierらはMRI画像におけるコントラストノイズ比（contrast to noise ratio；CNR）と信号ノイズ比（signal to noise ratio；SNR）を用いてrenal AMLの質的変化を評価しており[9]，ともにエベロリムス投与により，血管成分，平滑筋成分の縮小と脂肪成分への置き換わりが示された。

　安全性に関してはEXIST-2試験にて示されているが，さらにNiらの報告では，30例のrenal AML患者に対しエベロリムスを10mg/日の用量で12週間投与し，短期の有効性と安全性を検討した試験で，有害事象が原因で投与を中止または減量が必要となった患者はなく，忍容性が示された[10]。

　長期使用による腎機能への影響については，EXIST-1試験，EXIST-2試験の全223例の中央値約４年の長期使用に対する解析において，投与前に著しい腎機能低下があった症例を除き，全体的に腎機能は安定していたと報告されている[11]。

　またZonnenbergらは，エベロリムス群治療群33例と無治療群39例の腎を２年間観察した試験で，エベロリムス群の腎容積は有意に縮小し（p＜0.01），両群で腎機能の変化に有意差はなかったと報告した[12]。

　このように長期治療の有効性と安全性が報告されている一方，エベロリムスの投与を中止した場合はrenal AMLが再増大することが報告されており[13,14]，有害事象を軽減しつつ治療を継続する方法として，間欠療法[15]や低用量エベロリムスの検討がなされており[16-18]，有効性と安全性が示されている（**FQ2参照**）。

参考文献

1 ）Bissler JJ, Kingswood JC, Radzikowska E, et al. Everolimus for angiomyolipoma associated with tuberous sclerosis complex or sporadic lymphangioleiomyomatosis（EXIST-2）: a multicentre, randomised, double-blind, placebo-controlled trial. Lancet. 2013; 381: 817-824.

2 ）Krueger DA, Northrup H; International Tuberous Sclerosis Complex Consensus Group. Tuberous sclerosis complex surveillance and management: recommendation of the 2012

international tuberous sclerosis complex consensus conference. Pediatr Neurol. 2013; 49: 255-265.

3) Bissler JJ, Kingswood JC, Radzikowska E, et al. Everolimus long-term use in patients with tuberous sclerosis complex: Four-year update of the EXIST-2 study. PLoS One. 2017; 12: e0180939.

4) Bissler JJ, Kingswood JC, Radzikowska E, et al. Everolimus for renal angiomyolipoma in patients with tuberous sclerosis complex or sporadic lymphangioleiomyomatosis: extension of a randomized controlled trial. Nephrol Dial Transplant, 2016; 31: 111-119.

5) Kingswood JC, Jozwiak S, Belousova ED, et al. The effect of everolimus on renal angiomyolipoma in patients with tuberous sclerosis complex being treated for subependymal giant cell astrocytoma: subgroup results from the randomized, placebo-controlled, Phase 3 trial EXIST-1. Nephrol Dial Transplant. 2014; 29: 1203-1210.

6) Franz DN, Belousova E, Sparagana S, et al. Long-term use of everolimus in patients with tuberous sclerosis complex: Final results from the EXIST-1 study. PLoS One. 2016; 11: e0158476.

7) Hatano T, Chikaraishi K, Inaba H, Endo K, Egawa S. Outcomes of everolimus treatment for renal angiomyolipoma associated with tuberous sclerosis complex: A single institution experience in Japan. Int J Urol. 2016; 23: 833-838.

8) Hatano T, Atsuta M, Inaba H, Endo K, Egawa S. Effect of everolimus treatment for renal angiomyolipoma associated with tuberous sclerosis complex: an evaluation based on tumor density. Int J Clin Oncol. 2018; 23: 547-552.

9) Brakemeier S, Vogt L, Adams L, et al. Treatment effect of mTOR-inhibition on tissue composition of renal angiomyolipomas in tuberous sclerosis complex (TSC). PLoS One. 2017; 12: e0189132.

10) Ni J, Yan F, Qin W, et al. Mutational analysis of renal angiomyolipoma associated with tuberous sclerosis complex and the outcome of short-term everolimus therapy. Sci Rep. 2019; 9: 14337.

11) Bissler JJ, Budde K, Sauter M, et al. Effect of everolimus on renal function in patients with tuberous sclerosis complex: evidence from EXIST-1 and EXIST-2. Nephrol Dial Transplant. 2019; 34: 1000-1008.

12) Zonnenberg BA, Neary MP, Duh MS, Ionescu-Ittu R, Fortier J, Vekeman F. Observational study of characteristics and clinical outcomes of Dutch patients with tuberous sclerosis complex and renal angiomyolipoma treated with everolimus. PLoS One. 2018; 13: e0204646.

13) Bissler JJ, Nonomura N, Budde K, et al. Angiomyolipoma rebound tumor growth after discontinuation of everolimus in patients with tuberous sclerosis complex or sporadic lymphangioleiomyomatosis. PLoS One. 2018; 13: e0201005.

14) Cai Y, Guo H, Wang W, et al. Assessing the outcomes of everolimus on renal angiomyolipoma associated with tuberous sclerosis complex in China: a two years trial. Orphanet J Rare Dis. 2018; 13: 43.

15) Hatano T, Inaba H, Endo K, Egawa S. Intermittent everolimus administration for renal angiomyolipoma associated with tuberous sclerosis complex. Int J Urol. 2017; 24: 780-785.

16) Hatano T, Endo K, Tamari M. Efficacy and safety of low-dose everolimus treatment for renal angiomyolipoma associated with tuberous sclerosis complex. Int J Clin Oncol. 2021; 26: 163-168.

17) Wei CC, Tsai JD, Sheu JN, et al. Continuous low-dose everolimus shrinkage tuberous sclerosis complex-associated renal angiomyolipoma: a 48-month follow-up study. J Investig Med. 2019; 67: 686-690.

18) Tsai JD, Wei CC, Yang SH, et al. Effects of everolimus on tuberous sclerosis complex-associated renal angiomyolipoma: A preliminary report. Nephrology (Carlton). 2017; 22: 1017-1022.

4

Future Questions
FQ

結節性硬化症に伴う腎血管筋脂肪腫に対する経皮的アブレーション治療はどのような症例で推奨されるか？

解 説

　結節性硬化症に伴う腎血管筋脂肪腫（tuberous sclerosis complex‐associated renal angiomyolipoma；TSC-renal AML）に対する経皮的アブレーション治療として，凍結療法（cryoablation）とラジオ波焼灼術（radiofrequency ablation）が治療オプションとなる。凍結療法は，画像ガイド下に腫瘍に凍結針を穿刺し，凍結ガス（アルゴンガス）を凍結針先端で急激に減圧させることで凍結針周囲を急速に凍結させ（ジュール・トムソン効果），ヘリウムガスにて解凍させる。凍結療法は低侵襲かつ繰り返し施行が可能な治療法で，さらに腎機能への影響が最も少ないと考えられている。また，ラジオ波焼灼術は，460〜480kHzの交流電流を電極針から通電することで発生するジュール熱により腫瘍を凝固させる方法である。

　本邦において，凍結療法は小径腎悪性腫瘍に対して2011年7月に承認されており，『腎癌診療ガイドライン 2017年版』でも手術の代替治療として推奨されている[1]。凍結療法は腎部分切除術が適さない患者の3cm以下の小径悪性腫瘍に対して実際に行われているが，TSC-renal AMLに対する保険適応はない。一方，ラジオ波焼灼術は，2004年には小径腎悪性腫瘍に対して高度先進治療に認定されたが，臨床的な使用確認試験の終了後は自由診療あるいは校費などで行われているのが現状であり，小径腎悪性腫瘍およびTSC-renal AMLのいずれにおいても保険術式として承認されていない。

　凍結治療およびラジオ波焼灼術のいずれについても，海外において孤発性renal AMLに対する報告が散見され[2]，TSC-renal AMLにも有効である可能性が示唆されている。またTSC-renal AMLに対して凍結療法を施行し，mTOR阻害薬の内服を中断することができたとの症例報告[3]もあり，凍結療法の実臨床での効果が期待されている[4]。

　孤発性renal AMLに対する積極的治療をまとめたシステマティックレビューにおいて，経皮的アブレーション治療を受けた68名の治療成績について報告されている[2]。腫瘍径の中央値は25mm（15〜34mm）で，再発例はみとめず，追加治療を要した患者は1名のみと報告されていた。また，重大な有害事象の報告はなく，Clavien-Dindo分類で，グレード1，グレード2，グレード3の有害事象がそれぞれ17.6%，4.4%，1.5%に認められ，最も多い合併症は疼痛の9例であった。このように経皮的アブレーション治療は比較的安全に施行されていた。なお，腎機能の増悪はほとんど認められなかった。

　経皮的アブレーション治療は，腫瘍径が4cmを超え，びまん性に存在するTSC-renal AML症例に対しては限界がある。一方で，小径の限局性腫瘍の場合には，直接比較試験は存在しないものの，動脈塞栓術や外科手術（腎部分切除術，腎摘除術）と比較して，低侵襲である可能性が報告されている[2]。経皮的アブレーション治療により，低侵襲に病状の進行

が抑えられ，mTOR阻害薬の休薬や導入遅延による患者の負担軽減が期待される。

参考文献

1）日本泌尿器科学会編．腎癌診療ガイドライン 2017年版．メディカルレビュー社，東京，2017．
2）Fernández-Pello S, Hora M, Kuusk T, et al. Management of sporadic renal angiomyolipomas: A systematic review of available evidence to guide recommendations from the European association of urology renal cell carcinoma guidelines panel. Eur Urol Oncol. 2020; 3: 57-72.
3）Krummel T, Garnon J, Lang H, Gangi A, Hannedouche T. Percutaneous cryoablation for tuberous sclerosis-associated renal angiomyolipoma with neoadjuvant mTOR inhibition. BMC Urol. 2014; 14: 77.
4）Trelborg K, Nielsen TK, Østraat EØ, Olsen LH. Laparoscopic cryoablation of angiomyolipomas in adolescents and young adults: A report of four cases associated with tuberous sclerosis and 1 case of sporadic origin. J Pediatr Urol. 2016; 12: 384.e1-384.e6.

Future Questions—FQ

結節性硬化症に伴う腎血管筋脂肪腫に対しエベロリムスが奏効した場合，エベロリムス治療の中断・中止，もしくは減量投与は推奨されるか？

解　説

**1 結節性硬化症に伴う腎血管筋脂肪腫に対し，エベロリムスが奏効した場合における
エベロリムスの中断・中止について**

　Bissler らは，EXIST-2試験の事後調査において，エベロリムス治療中止後継続的な検査を施行できた16例について，腎血管筋脂肪腫（renal angiomyolipoma；renal AML）体積の推移を解析した。その結果，エベロリムス治療中止後48週でrenal AML体積は平均52.53%増大したと報告している[1]。

　Hatano らは，結節性硬化症に伴う腎血管筋脂肪腫（tuberous sclerosis complex - associated renal angiomyolipoma；TSC-renal AML）に対しエベロリムスが奏効した26例に間欠的治療を行った。その結果，26例中 8 例はエベロリムス休薬後にrenal AMLの増大を認めなかったが，残り18例（69%）はrenal AMLの増大を認め，エベロリムス再治療となった。再治療した18例の全例でrenal AMLが縮小し，平均縮小率は初回治療と同等であった。エベロリムス中断期間中にすべての症例において有害事象が回復したと報告している[2]。

　これらの報告より，TSC-renal AMLに対しエベロリムスが奏効した場合，エベロリムスを中断や中止すると，renal AMLが再増大するリスクが高い。再治療が必要となる可能性が高いことを考慮した上で，エベロリムスの中止や中断の判断は慎重にすべきである。

**2 結節性硬化症に伴う腎血管筋脂肪腫に対し，エベロリムスが奏効した場合における
エベロリムスの減量維持治療について**

　Luo らは，TSC-renal AMLに対しエベロリムス治療を行った24例に対し，最初の 6 カ月間エベロリムス10mg/day投与し，その後 5 mg/dayに減量して維持治療を継続した。その結果，5 mg/dayに減量後18カ月間に，renal AMLの増大を認めなかったと報告している[3]。

　Hatano らは，腎機能障害（Cr≧1.5mg/dL）や低体重（BW＜35kg）のためエベロリムス 5 mg/day投与したTSC-renal AML20例と通常の10mg/day投与した30例を後方視的に比較検討した。renal AMLの平均縮小率は標準投与群60%，減量投与群52%で両群間に差を認めなかった（p＝0.24）と報告している。また有害事象において，口内炎，不規則月経，KL-6上昇の発現率は，減量投与群の方が有意に低頻度であった（p＝0.009，p＝0.045，p＝0.041）[4]。

　またWei らは，TSC-renal AML11例に対しエベロリムス2.5mg/dayで開始し，5 mg/dayに増量して治療を行った。その結果，48カ月間renal AMLの縮小が継続したと報告している[5]。Tsai らも同様に，TSC-renal AML 8 例に対し 4 例はエベロリムス 5 mg/day，残り 4 例は2.5mg/dayで治療し，全例で36カ月間renal AMLの縮小が継続したと報告してい

る[6]。

　Hatanoらは，TSC-renal AMLに対してエベロリムス10mg/day投与し，24カ月間renal AMLの体積推移を検査できた12例について，renal AMLが著明に縮小するのは治療開始後3カ月間で，6カ月以降はrenal AMLの縮小はごくわずかであったと報告している[7]。

　これらの報告より，TSC-renal AMLに対しエベロリムスが奏効した場合，エベロリムスの減量維持治療は有効で，有害事象も軽微であり，考慮してもよい治療選択肢のひとつと考えられる。

参考文献

1) Bissler JJ, Nonomura N, Budde K, et al. Angiomyolipoma rebound tumor growth after discontinuation of everolimus in patients with tuberous sclerosis complex or sporadic lymphangioleiomyomatosis. PLoS One. 2018; 13: e0201005.

2) Hatano T, Inaba H, Endo K, Egawa S. Intermittent everolimus administration for renal angiomyolipoma associated with tuberous sclerosis complex. Int J Urol. 2017; 24: 780-785.

3) Luo C, Ye WR, Zu XB, et al. Low-dose everolimus maintenance therapy for renal angiomyolipoma associated with tuberous sclerosis complex. Front Med (Lausanne). 2021; 8: 744050.

4) Hatano T, Endo K, Tamari M. Efficacy and safety of low-dose everolimus treatment for renal angiomyolipoma associated with tuberous sclerosis complex. Int J Clin Oncol. 2021; 26: 163-168.

5) Wei CC, Tsai JD, Sheu JN, et al. Continuous low-dose everolimus shrinkage tuberous sclerosis complex-associated renal angiomyolipoma: a 48-month follow-up study. J Investig Med. 2019; 67: 686-690.

6) Tsai JD, Wei CC, Yang SH, et al. Effects of everolimus on tuberous sclerosis complex-associated renal angiomyolipoma: A preliminary report. Nephrology (Carlton). 2017; 22: 1017-1022.

7) Hatano T, Chikaraishi K, Inaba H, Endo K, Egawa S. Outcomes of everolimus treatment for renal angiomyolipoma associated with tuberous sclerosis complex: A single institution experience in Japan. Int J Urol. 2016; 23: 833-838.

FQ 3 結節性硬化症に伴う小児の腎血管筋脂肪腫に対するエベロリムスの使用は推奨されるか？

解　説

　小児の結節性硬化症に伴う腎血管筋脂肪腫（tuberous sclerosis complex - associated renal angiomyolipoma；TSC-renal AML）に対してのエベロリムス投与の効果を直接検討した無作為化比較試験は存在しない。TSC-renal AML患者に対してエベロリムスの効果を検討した無作為化対象試験であるEXIST-2試験は18歳以上の患者が対象であった[1]。一方，上衣下巨細胞性星細胞腫（subependymal giant cell astrocytoma；SEGA）に対してのエベロリムスの効果を検討したEXIST-1試験においては111人の参加者のうち93人が18歳未満と小児例が多い[2]。この研究に対してBisslerらが行った18歳未満，1個以上の腎血管筋脂肪腫（renal angiomyolipoma；renal AML）がある患者33人についての追加検討では，ベースラインから50％以上の合計の腫瘍容積低下を有効と判定した結果は75.8％（95％信頼区間57.5～88.9％）が有効例であった。有効例のうち80％以上は，腫瘍容積50％以上減少を治療開始後24週時点で達成し，その状態を維持した[3]。また，観察期間中に新規のrenal AMLの発生はなかった。この研究（EXIST-1試験）の注意点としては，エベロリムスの投与量は4.5mg/m^2/dayで開始し，血中のトラフ濃度5～15ng/mLを目指して調整しており，現在の本邦における薬剤添付文書上の投与方法と異なる。またWuらによる，神経徴候に対してエベロリムスを主体としたmTOR阻害薬を投与した19人の小児患者の報告では，renal AMLを有していた平均7.4歳の14人の患者が含まれており，継続できた13人における平均3.9年のフォロー期間中では9人が腫瘍径の減少とその維持が確認され，4人は変化しなかった。観察期間中にrenal AMLの増大や新規の出現は認めなかった。2cm以上のrenal AMLが縮小する傾向にあった[4]。これらの研究より，小児のTSC-renal AMLに対し，エベロリムスは有効であると考えられ，新規の腫瘍発生も抑える可能性が示唆されている。

　エベロリムス投与による副作用は，小児と成人で大きくは変わらない。EXIST-1試験の小児例における副作用は全例において認められたが，グレード1，グレード2がほとんどであった。高頻度の副作用はけいれん（45.5％），口腔内潰瘍（45.5％），口内炎（42.4％）で，そのほか咳嗽（27.3％），鼻咽頭炎（24.2％），頭痛・副鼻腔炎・上気道感染（21.2％）が認められた。30.3％の患者において，グレード3またはグレード4のエベロリムスが原因と思われる副作用を認め，その中には肺炎，けいれん，口内炎，無月経，発熱，胃腸炎，高カリウム血症が含まれていた。一方，懸念される非感染性肺炎の発生はなかった。参加症例の9.1％が投薬中止となっており，その理由として，好中球減少やけいれんの増加があった[1]。Samueliらは中央値6歳（1～18歳）の15人の小児の結節性硬化症のてんかんに対してエベロリムスを使用し，EXIST-1試験と同様の投与手順において，中央値22カ月（6～50カ月）の観察期間中，93％において副作用を認めた。グレード1の副作用は口内炎66％，高脂血

48

症53％（半数は一過性），高トリグリセリド血症16％（75％が一過性），白血球減少13％（すべて一過性）であった。グレード2の副作用はヘルペス口内炎7％，グレード4の副作用は肺炎20％，伝染性膿痂疹7％を認めたが，いずれにおいても休薬のみで対処し，副作用を理由に中止した例はなかった[5]。

エベロリムスの腎機能への影響について調べた研究では，小児固有を対象としたものはなかったが，患者平均年齢が10.5歳であったEXIST-1試験において，eGFRと血清クレアチニンレベルを，投与前と開始2カ月，4カ月，6カ月，8カ月，12カ月，18カ月，その後は3カ月ごとに計測した。結果としてeGFRは維持され，もともと重度の腎障害がある少数の患者においてのみ経過中に腎機能低下がみられた。血清クレアチニン上昇は，グレード1またはグレード2がそれぞれ3.6％発生しており，これは成人対象のEXIST-2試験における15.2％よりも低かった。グレード3の上昇は1.8％に認めた。タンパク尿の発生は，エベロリムス投与後に発生したものとしてはグレード1，グレード2のみであり，検討したBisslerらは，腎毒性はないであろうと結論付けている[6]。これらの研究から，エベロリムスによる一般的な副作用は，小児においても成人と比較して悪化や増加があるとは言いがたいと考えられる。

また，小児固有の長期投与における懸念として，発達，発育と性成熟への影響があげられる[7]。結節性硬化症の患者におけるエベロリムス投与については，EXIST-1試験に参加した18歳未満の患者における5年間における追跡では，患者の身長・身長速度・体重・体重速度の治療前後でのスコアに差はなかった[2, 8]。また腎移植後に使用されたmTOR阻害薬使用例においても発達や発育への影響を検討されているが，いずれも影響は認めなかった。これらの症例のエベロリムスのトラフ濃度は，4〜10mg/mLがほとんどであった[9, 10]。移植後にエベロリムスを投与した31人の患者（平均年齢8.2歳）における検討では，成長，性ホルモンへの影響はなかった。最大11年のフォローをしているが，新たな問題は生じなかった[11]。ただし，長期のエベロリムス投与の安全性については十分なエビデンスがあるとまでは結論付けられないため，慎重なフォローアップが必要と考えられる。

参考文献

1）Bissler JJ, Kingswood JC, Radzikowska E, et al. Everolimus for angiomyolipoma associated with tuberous sclerosis complex or sporadic lymphangioleiomyomatosis（EXIST-2）: a multicentre, randomised, double-blind, placebo-controlled trial. Lancet. 2013; 381: 817-824.

2）Franz DN, Belousova E, Sparagana S, et al. Long-term use of everolimus in patients with tuberous sclerosis complex: Final results from the EXIST-1 study. PLoS One. 2016; 11: e0158476.

3）Bissler JJ, Franz DN, Frost MD, et al. The effect of everolimus on renal angiomyolipoma in pediatric patients with tuberous sclerosis being treated for subependymal giant cell astrocytoma. Pediatr Nephrol. 2018; 33: 101-109.

4）Wu CQ, Wolf DS, Smith EA. Fate of pediatric renal angiomyolipoma during mTOR inhibitor treatment in tuberous sclerosis complex. Urology. 2020; 139: 161-167.

5）Samueli S, Abraham K, Dressler A, et al. Efficacy and safety of Everolimus in children with TSC - associated epilepsy - pilot data from an open single-center prospective study. Orphanet J Rare Dis. 2016; 11: 145.

6）Bissler JJ, Budde K, Sauter M, et al. Effect of everolimus on renal function in patients with tuberous sclerosis complex: evidence from EXIST-1 and EXIST-2. Nephrol Dial Transplant. 2019; 34: 1000-1008.

7) Brakemeier S, Bachmann F, Budde K. Treatment of renal angiomyolipoma in tuberous sclerosis complex (TSC) patients. Pediatr Nephrol. 2017; 32: 1137-1144.

8) Franz DN, Agricola K, Mays M, et al. Everolimus for subependymal giant cell astrocytoma: 5-year final analysis. Ann Neurol. 2015; 78: 929-938.

9) Pape L, Ahlenstiel T. mTOR inhibitors in pediatric kidney transplantation. Pediatr Nephrol. 2014; 29: 1119-1129.

10) Ganschow R, Pape L, Sturm E, et al. Growing experience with mTOR inhibitors in pediatric solid organ transplantation. Pediatr Transplant. 2013; 17: 694-706.

11) Kranz B, Wingen AM, Vester U, König J, Hoyer PF. Long-term side effects of treatment with mTOR inhibitors in children after renal transplantation. Pediatr Nephrol. 2013; 28: 1293-1298.

けっせつせいこう か しょう ともな じんけっかんきん し ぼうしゅ
結節性硬化症に伴う腎血管筋脂肪腫
しんりょう   ねんばん
診療ガイドライン　2023年版　　　　　　　　　　定価　本体2,500円（税別）

2023年4月15日　第1版第1刷発行Ⓒ

編　集　日本泌尿器科学会
協　力　日本結節性硬化症学会
発行者　松岡武志
発行所　株式会社　メディカルレビュー社

〒113-0034　東京都文京区湯島3-19-11　湯島ファーストビル
電話/03-3835-3041㈹
編集制作部　電話/03-3835-3043　FAX/03-3835-3040
事業推進部（販売）　電話/03-3835-3049　FAX/03-3835-3075
✉sale@m-review.co.jp

〒541-0046　大阪府大阪市中央区平野町3-2-8　淀屋橋MIビル
電話/06-6223-1468㈹　振替　大阪6-307302

https://publish.m-review.co.jp　　　　　　　　　　　　　　　　Ⓒ2023

印刷・製本／大阪書籍印刷株式会社
乱丁・落丁の際はお取り替えいたします。

ISBN 978-4-7792-2739-4　C3047